U0216378

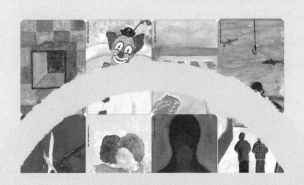

OH卡
与心灵疗愈

杨力虹◎著

修订版

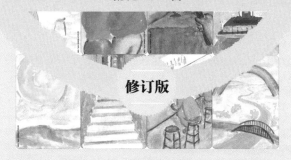

漓江出版社
·桂林·

图书在版编目（CIP）数据

OH卡与心灵疗愈：修订版/杨力虹著. -- 2版. -- 桂林：
漓江出版社, 2023.2（2024.10重印）
ISBN 978-7-5407-9329-6

Ⅰ.①O… Ⅱ.①杨… Ⅲ.①精神疗法 Ⅳ.① R493

中国版本图书馆 CIP 数据核字 (2022) 第 216036 号

OH 卡与心灵疗愈：修订版
OHKA YU XINLING LIAOYU：XIUDING BAN

作　　者　杨力虹

出 版 人　刘迪才
策划编辑　杨　静
责任编辑　杨　静
助理编辑　滚碧月
装帧设计　红杉林文化
责任监印　黄菲菲

出版发行　漓江出版社有限公司
社　　址　广西桂林市南环路 22 号
邮　　编　541002
发行电话　010-65699511　0773-2583322
传　　真　010-85891290　0773-2582200
邮购热线　0773-2582200
电子邮箱　ljcbs@163.com
微信公众号　lijiangpress

印　　制　北京中科印刷有限公司
开　　本　880 mm × 1230 mm　1/32
印　　张　11.75
字　　数　230 千字
版　　次　2023 年 2 月第 2 版
印　　次　2024 年 10 月第 3 次印刷
书　　号　ISBN 978-7-5407-9329-6
定　　价　88.00 元

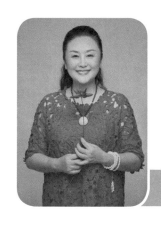

杨力虹

心灵作家、系统排列督导师。"自在家园""中国颂钵网"创办人，"安心正念"生命整合体系创立者。著有《成为自己找回爱》《觉悟·爱》《OH卡与心灵疗愈》等书。

常年带领安心正念系统排列导师班、全息整合系统排列工作坊、意向图卡师资班、安心正念禅修之旅等，也为企业提供组织系统排列及顾问服务，还为正在经历生命低谷期的案主提供一对一个案咨询，是用生命服务生命的践行者。

自在家园微店　　　　自在家园抖音号　　　　自在家园微信公众号

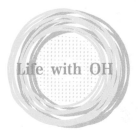

Life with OH

My training as a humanistic therapist has guided me to encounter the OH Cards many years ago. My expressed professional goal has been, to assist people along their own personal journey towards self-knowledge, a clear mind and an open heart. In OH I found a perfect companion for this task.

As publisher and trainer of professionals as well as private participants around the world, my belief in this unconditional tool has grown in strength. I have witnessed many people grow into their potential.

Now a large family of card decks published by me in more than 22 languages, is assisting trainers in South America, therapists in Europe, coaches in Asia, to uncover one's own inner story and help towards fulflling personal goals.

The OH method is one of value and respect. It believes that we know ourselves best,that we might only need assistance in uncovering this self-knowledge. This then equals a clear mind. Our heart will open towards others, as we see in them our equals.

It is my hope and wish that this wonderful family of metaphoric cards in their original form, will be your companion along this path.

Moritz Egetmeyer (M.A.)

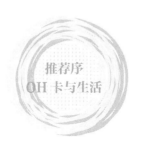

推荐序
OH 卡与生活

多年以前，人文疗愈师的训练过程引领我与 OH 卡相遇。我所传达的专业目标一直都是希望协助人们在自身的旅程上，得到自觉、清明的头脑和敞开的心。我发现 OH 卡是达到此目的的完美伙伴。

身为出版商、专业人士的培训师，同时也是私人的参与者，我认为这个无限制工具散发出无尽的力量。我亲眼见证许多人将生命的潜能激发出来。

OH 卡这个大家庭在全世界有超过 22 种语言的版本，它协助世界各地的人去开启自身内在的故事，并帮助他们完善个人目标，包括南美洲的培训师、欧洲的疗愈师，以及亚洲的教练们。

OH 卡的原理是极具价值并带有敬意的。它相信我们自己才是最了解自己的人，我们仅仅只是需要一些协助的方式，便可以

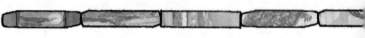

开启自我觉知，这等同于头脑清明了，我们的心自然会向他人敞开，因为，我们视人如己。

这是我的心愿，并期许这个美好的 OH 卡家族可以成为你在这个旅程上的伙伴。

OH 原创者：Moritz Egetmeyer (M.A.)

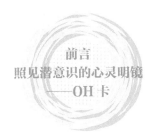

前言
照见潜意识的心灵明镜
——OH 卡

杨力虹 / 文

2009 年 3 月，身心灵整合家园（自在家园前身）在北京刚开业的那天，灵性才女孟想来找我，谈她们除影响力已经很大的 *OUT* 杂志之外，还要做一本向内在探索的杂志（后来的《心探索》）的构想，我极力拥护、赞同，我告诉她：中国人，往内在探索，是时候了。

那是一个温暖的春天，一身仙衣、一帘长发的孟想背着她的牌袋，飘然而至，我们坐在家园的榻榻米上，玩各种卡。

那天，孟想的卡袋里有许多色彩斑斓、造型各异的卡，有我未见过的吉卜赛卡等，但我只记住了 OH 卡。虽然那天玩 OH 卡时，对抽到的图片和文字，我都没有任何感觉，只觉得这种图文组合的形式有意思。

就此，OH 卡在我心底播下了种子。

后来，在与家园合作的老师中，不少老师都用到了 OH 卡。再后来，因缘和合，OH 卡原创者 Moritz Egetmeyer 来中国开课时，我参加并系统地学习了 OH 卡。除了与同样热爱大自然的 Moritz 老师交流了居住在大自然中的心得外，我还在 OH 卡应用演示、练习的过程里，发现 OH 卡的开放与包容、懂得与允许，与我从事的家排、颂钵、艺术整合疗愈工作都特别契合。从那以后，我开始进入 OH 卡不可思议的世界。本书首次出版时，专门请 Moritz 老师作序，表达我对源头的尊重与感恩。

这位现住在德国黑森林的心理学家 Moritz 老师，1982 年在加拿大攻读人本心理学硕士时，跟墨西哥裔艺术家 Ely Raman 共同研创出 OH 卡。它由 88 张图卡和 88 张字卡组成，共 176 张卡片可做图文变化，有 7744 种可能性。OH 卡属于"自由联想卡""潜意识投射卡""意向图卡"的系统，它运用了联想法、构造法、完成法、转念法等投射技术。它是简单而实用的直觉联想工具，它可用于团体培训、自我探索、心灵沟通、潜能开发、叙事、完型、行为、释梦、转念作业、自由书写等疗法里，也可以用于创意联想、亲子互动、艺术治疗、家族系统排列与团体游戏里。现在，我们培养出来的安心正念生命整合体系里的导师、颂钵师、图卡心理咨询师们也广泛地在自己的疗愈及教学工作里加上了 OH 卡和我们自行创作的安心正念觉悟卡、安心卡、人像卡的综合应用，无论在自我整合、亲密关系、亲子关系、原生家庭，还是在事业、金钱、健康等方面，疗愈效果都非常显著，我们也经常把它用在企业内训与组织系统排列里。

OH卡是一种不可思议的自助助人工具，它是照见潜意识的心灵明镜，让所有之前我们没有看见的部分都清晰地呈现，它的力量强大到我们除了这句"OH"的惊叹外，无处逃遁，唯有面对。大家都熟知冰山理论，决定我们生命走向的通常是那潜伏在海平面之下的冰山部分，而OH卡及意向图卡，让海平面之下的冰山部分被看见、被接纳、被承认，同时给予它们爱与尊重、包容与接纳。当生命得到更大的被允许的自由空间与场域时，改变便可以顺理成章地发生。

OH卡的有趣之处在于：它是一个印证"万法唯心"的最佳工具。它既可以被用在助人工作里，又可以在自我成长的道途上，不可思议地照见内心，对自助和助人都具有化育功用。

比如，同一张图卡被同一位案主在不同时段诠释时，图像和意义是不同的。

42岁的女案主A抽到这张OH卡图卡（图序-1），疗愈前，看到的她自己，是一位孤苦无依的女人，郁郁寡欢，低着头，正在沉思中。胸口像块石头，有发闷难过的感觉。疗愈后，她看见的，是她正要赶赴一场同学聚会。她穿上了最华丽的衣服，心情愉悦，看往窗外，等着同学开车来接自己。她感到

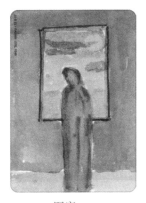

图序-1

浑身都轻松自在，甚至想跳舞。

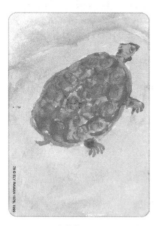

图序-2

案主 B 是位 38 岁、有短暂婚史的女青年，她刚抽到此卡（图序-2）时，直觉认为是男性的阴囊，浑身有发热的感觉与性冲动。在引导她完成关系里的疗愈后，她再看时，看见了一只正在爬往大海的乌龟。她说这只乌龟是自己，虽然爬行缓慢，但理想目标坚定，知道前方有那位对自己说"终于等到你"的未来伴侣。疗愈后，她身心的感觉是温暖、浑身充满力量。她对自己说："我可以！"

同一张图卡被不同的案主诠释时，图像和意义也各不相同。

这张图卡（图序-3），当案主 C 解读时，她说是一条通往天台上行的楼梯，推开这扇门就会是阳光灿烂的好日子。而案主 D 解读时，则认为这道楼梯是下行的，通往地下室，里面充满着恐惧，令人胆战心惊。他不敢往下，他很害怕。我在运用这张卡做整合个案时，经常会加上催眠引导，去陪伴案主看见门后的世

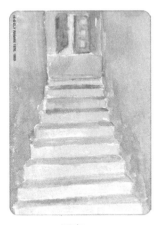

图序-3

界，给案主种下成功的心锚，让案主在通往未来的路上，充满自信和力量。

这幅图卡（图序-4）非常有意思的是，绝大多数学员看见的是两个人坐在车里，正开往前方。疗愈前，案主 E 却看见了两颗牙齿与一根骨头，这也许与她那段时间的牙痛有关。疗愈后，案主 E 看见了一座桥梁。案主 F 则看见了两块红烧肉。而案主 G 看见的是露天电影院，他与刚认识的女朋友正在看《美丽人生》。

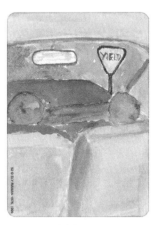

图序-4

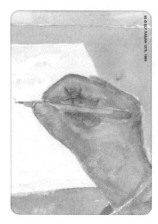

图序-5

OH卡永远都那么神奇、无限、有趣而且深入。比如这张图卡（图序-5），我会让案主或学员去看自己写的是什么文字，或者正在画什么。不同的人有不同的答案。有人看见自己在写情书，有人在做可行性报告，有人在绘制图表……这些答案反映出他们当时各自生命阶段里的心境。

案主 H 抽到这张图卡（图序-6）时，非常内疚自责。疗愈前，她说自己是背后的那个绿衣人，前面是自己的父亲，她恨父亲，正在用刀子杀父亲。她心痛欲裂，号啕大哭，一直对父亲道歉。做完疗愈后，她再看这张图卡，这把刀变成了笔，她说自己正在跟父亲玩闹，用笔在他身上画画，她感觉到站在自己前面的父亲在忍着笑，随意让女儿在自己的背上挥舞着笔嬉戏。

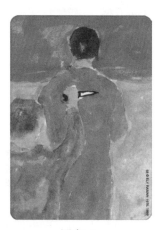

图序-6

这张卡（图序-7），80% 的人都认为是草地与蛇，有案主会认为是花绳子，有案主认为是话筒……案主 I 认为是男性的性器官，她联结到自己童年被性侵的创伤事件。在完成个案后，再看这张卡，变成了蜿蜒的溪流，正流向她美好的未来。案主 J 看见这张卡时，联结到自己讨好面容下的伪装，以及不能

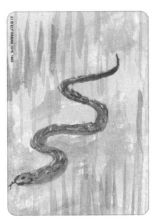

图序-7

做自己的痛苦。疗愈结束后，他看见这条蛇蜕了皮，游动了起来，颜色与状态也有改变，他身体有通透、流动的感觉，内在也生起了喜悦与欣慰的情绪。

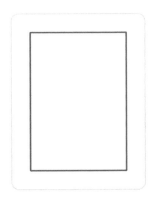

图序-8

在一个自诉经常感觉到"空"的个案里，整个个案过程中，只请案主抽了一张 OH 卡中的空白字卡（图序-8），从这张卡与身体联结的位置开始进入个案，无法言说的"空"显化成身体感觉来表达。当案主选出白色小人偶时，她的肢体语言表达出与家族里某位去世亲人的死亡

动力牵连。我请她躺在地上，与白色小人偶代表的逝去的家族成员和解、告别。此过程中，她身体持续抖动，这是非常好的创伤释放疗愈。那些卡住与僵固、冻结的部分开始流动，当她终于可以站起来时，我用了原型力量作为她的生命资源与支持系统。

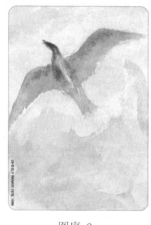

图序-9

在这张图卡（图序-9）的疗愈应用里，我会结合舞动与音乐治疗，让案主在飞翔的过程里产生身心联结，在冥想中允许案主的生命有更多的自由与流动。比如，我会引导她，大雨来时，可以允许自己停下来躲雨；累时，可以允许自己休息；狂风大作时，可以栖息在树上，等风和日丽时，再重新出发……给生命更大的空间时，一切内在的移动便发生了。

在OH卡与人像卡、安心卡、觉悟卡结合运用时，我会让案主去看身处OH卡图卡场域里那些人物的眼神与表情，以及他们内在透出的情绪，会用安心卡、觉悟卡的图文，让案主产生自我领悟与洞见，让生命提升到更高维度，扩展角度与视野。我也会在图卡的整合个案中，穿插家排、颂钵、冥想、催眠、舞动、绘

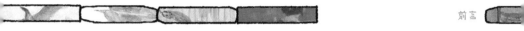

画、音乐、人偶（或者真人代表）、空椅、完型等方式，灵活运用，整合完成。一个内在流动的疗愈师一定可以灵活运用她疗愈工具箱里的任何宝贝。当然，需要肯定的是，疗愈师最好的疗愈工具一定是他的存在状态本身，最后拼的不是你拿了多少张证书，而是是否能够为生命服务。对其他生命产生影响的一定是完整的人格魅力、健康和谐的身心状态、永葆道心的天真与圆融。

正因为 OH 卡它开放、没有对错、没有输赢、没有好坏、没有固定卡意等，所以它是一种呈现内心真相非常好的工具。也正因为 OH 卡允许开放地投射、表达、叙述，所以它有助于我们打破固有的思维模式、表达风格，它会让人发展出临在的能力、转念的功夫，同时，它也可以开启人的慈悲心、同理心。

只能说——OH！不可思议。

愿读到本书的您，因为这个善缘，终有一日，与我一起，走上自助助人之路，成为自己成为爱。

祝福您！

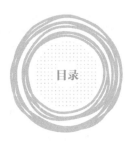

目录

第一章

OH 卡 & 意向图卡简介

一、初识 OH 卡

OH 卡作为一种可以"自由联想"及"潜意识投射"的心灵图卡，可以激发创造力和想象力，捕捉和提升直觉力，增进沟通与联结。这些美丽的图卡不仅适合专业的心理咨询师用于个案和集体治疗，也适合所有的成人和孩子，从艺术创作到家庭聚会，甚至企业团队培训，它都是很好的工具和媒介。它协助我们看见解决问题的多种可能性，疗愈身心灵多个层面，让生命重建、蜕变、成长。

之所以被称为 OH 卡（欧卡），是因为 OH 卡系列心灵图卡的呈现一针见血、直指人心，总是会令人情不自禁地发出惊叹声："Oh！太神奇了！""Oh！太不可思议了！"……

目前，OH 卡这套经典图卡已经有 22 种语言版本，在全球各地被广泛地使用。并且，以 OH 卡为中心的系列心灵图卡，已经发展为 20 余套，如"孩童卡"（Personita）、"成人卡"（PERSON-AA）、"伴侣卡"（TANNDOO）、"克服卡"（Cope）、"神话卡"（Shen Hua）等；以及限量版画家卡系列，如"波勒加尔画家卡"（BEAUREGARD）、"大溪地画家卡"（TAHITI）等。

OH 卡心灵图卡系列依然在不断增加中，也有更多的艺术家加入心灵图卡的创作。

01. OH 卡（OH-cards）

02. 孩童卡（Personita）

03. 成人卡（PERSONAA）

04. 伴侣卡（TANNDOO）

05. 克服卡（Cope）

06. 抽象卡（ECCO）

07. 自然环境卡（Habitat）

08. 土著卡（MORENA）

09. 英雄故事卡（SAGA）

10. 西洋神话卡（Mythos）

11. 一千零一夜卡（1001）

12. 神话卡（Shen Hua）

13. 弹性卡（Resilio）

14. 美食盛宴卡（Quisine）

15. 博斯画家卡（Bosch）

16. 莉迪雅各布画家卡（LYDIA JACOB STORY）

17. 大溪地画家卡（TAHITI）

18. 波勒加尔画家卡（BEAUREGARD）

19. 创造卡（Claro）

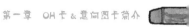

（附图，由左至右、由上至下排列）

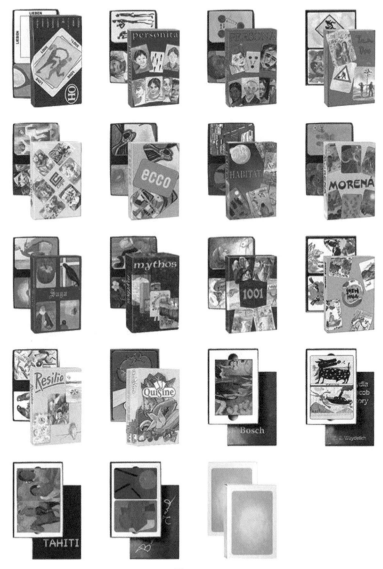

图 1-1

* 主创艺术家： Moritz Egetmeyer & Ely Raman

Moritz Egetmeyer

Moritz Egetmeyer 曾受教于加拿大温哥华的 Simon Fraser 大学心理学系，是一名心理治疗师，之后在加拿大获得了人本心理学专业硕士学位，正是在这里，他首次开创了 OH 卡原型。此后不久，他结识了墨西哥裔的加拿大绘画艺术家 Ely Raman，两人合作共同创造了 OH 卡。

Moritz 和 Ely 成了朋友。出于对 OH 卡的热爱，以及与更多人分享的愿望，Moritz 从德国西南部返乡之后，他考量了寻找出版商的想法。但是 1984 年，他最终决定自己出版 OH 卡，并在此系列中加入其他图卡，包括 Ely Raman 创作的附加卡片。

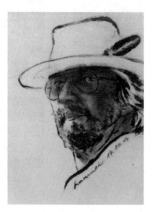

图 1-2

在多年实践中，Moritz 饱含热情地与艺术家、作家合作，将许多 OH 卡的奇迹带入他们的生活中。在与 Ofra Ayalon 和 Marina Lukyanova 的合作中，Moritz 创造了

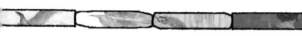
Cope 卡（克服卡），并创造了一套空白卡片——Claro 卡（创造卡），供人们创作他们自己的图卡。

在教授、搜集和整合 OH 卡应用的这些年中，Moritz 成了一名经验丰富的导师，而他也乐于将自己的经验分享给他人。

Ely Raman

Ely Raman 在美国新泽西州的 Rutgers 大学教授艺术的那些年中，他最偏爱的表达方式就是被他称之为"多样性结构"的艺术形式。1975 年，他将艺术主题与 OH 卡结合到了一起，通过与 Moritz Egetmeyer 共同创造的 OH 卡，将自己的绘画变成可不断改变的"多样性结构"。全部的图卡都可以拿在手中或放入衣袋，可以对它们进行无穷种组合，并让它们的使用者成为艺术的参与者，为它们的结构增加更多层次的变化。

Ely 还创造并绘制了 SAGA（英雄故事卡）、Mythos（西洋神话卡）、PERSONAA（成人卡）图卡。Personita（孩童卡）图卡是和 Marina Lukyanova 联合创作的。Ely 于 2007 年去世，享年 77 岁。

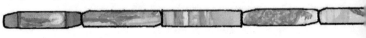

二、OH 卡运用方法

*OH 卡哲思

在心理学领域有几个很著名的概念，其中包括：冰山理论、情绪 ABC 理论、投射和移情。

冰山理论在弗洛伊德（Sigmund Freud）思想发展的早期被提出，他将人的心理活动及其构造划分为潜意识、前意识和意识三个部分。在他看来，人的心理犹如大海中漂浮的冰山。露出水面的一小部分是意识，意识是随时可以直接被感知的心理部分，包括了任何时刻我们知觉到的所有感觉跟经验；隐没在水面之下的大部分则是潜意识，潜意识是意识的基础，是本能、愿望与驱

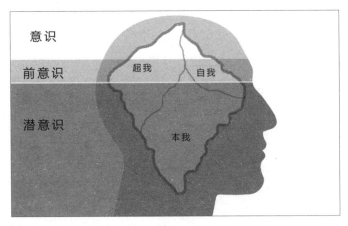

图 1-3

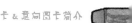

动我们行动的欲望所在之地，包含了全部行为背后主要的驱力，是精神分析理论的焦点所在，个人的行为动机都可以在潜意识中找到根源；前意识则是指处于潜意识和意识之间的心理现象，储存着我们在某些时刻不会被知觉到，但是可以轻易地召唤到意识中的记忆。

弗洛伊德在后期的著作《自我与本我》（*The Ego and the Id*，1923 年）中提出了新的"三人格结构"说，即认为人格是一个整体，这个整体包括了三部分，即本我、自我和超我。这三个部分互相影响，在不同的时间内，对个体行为产生不同的支配作用。本我（id）：人格结构中最基本、最原始的部分，是人的本能，是无意识的，包括一切遗传及本能；自我（ego）：人格的意识部分，是理性的、意识的、现实化的本我；超我（super-ego）：从自我中分化出来的、道德化了的自我，是个体在生活中接受社会文化道德规范的教育而逐渐形成的。

弗洛伊德认为，对于一个心智健全的人而言，这三大系统是和谐统一的整体，它们的密切配合使人能够卓有成效地展开与外界环境的各种交往，以满足人的基本需要和欲望，实现人的崇高理想与目标。反之，如果人格的三大系统难以协调，相互冲突，人就会处于失常状态，内外交困，活动效率也随之降低，甚至危及人的生存和发展。"三人格结构"是在无意识理论的基础上构造了一个完整的人格模式，展现个体的人从本能、欲望，进而具

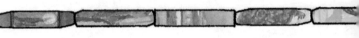

有社会属性和成为文明标志的成长历程。

情绪 ABC 理论由美国心理学家埃利斯（Albert Ellis）创建，该理论认为激发事件 A（Activating event）只是引发情绪和行为后果 C（Consequence）的间接原因，而引起 C 的直接原因则是个体对激发事件 A 的认知和评价而产生的信念 B（Belief）。即 A 表示诱发性事件；B 表示个体针对此诱发性事件产生的信念，也就是对这件事的看法、解释；C 表示自己产生的情绪和行为的结果。埃利斯认为：正是由于我们常有的一些不合理的信念才使我们产生情绪困扰。如果这些不合理的信念存在，久而久之，就会引起情绪障碍。

如图，A（Activating event）指事件的前因，C（Consequence）指事件的后果，有前因必有后果，但因为不同的人的信念以及评价与解释不同（B1 或 B2），所以会得到不同的结果（C1 或 C2）。因此，事情的发生部分缘于我们的信念、评价与解释。

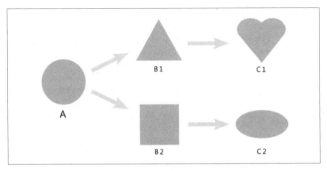

图 1-4

合理的信念会引发人们对事物适当、适度的情绪和行为反应；而不合理的信念则相反，往往会导致不适当的情绪和行为反应。当人们坚持某些不合理的信念，长期处于不良的情绪状态之中时，最终将导致情绪障碍的产生。

投射和移情：格兰特（Jan Grant）在所著的《移情与投射》一书中写道："移情与投射是真正的'自体之镜'，它们能够反映出内部世界的丰富内容，并且呈现出个体与他人之间的互动模式。"一般来说，移情就是无意识地以早期所建立的模式来对应当下情境的一种体验。投射是一种将自身拥有的难以接受的想法、感受、特质或行为归于他人的心理过程。投射是一种认知，移情是一种情绪，二者是各自独立但会互相影响的心理过程，在现实中，投射与移情往往相伴相随。

投射与移情反映出我们看待事物的态度，其实是由我们内心的信念和我们过去的经验所决定的。我们所看到和理解的，正是我们内心和潜意识的呈现，所以不同的人对同一件事物也会有不同的看法。

而OH卡心灵图卡正是利用这些心理学理论，让使用者在图卡提示的解读过程中，照见潜意识，去挖掘自己内心的真实想法，从这些想法里探究到真实的心理动机，充分调动内在智慧去寻找问题的解决之道，实现自我的心灵疗愈。从而，由无明踏上觉知之路，跟真我联结，回归爱的序位，联结生命源头，找回内心力量！

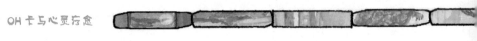

* 常用 OH 卡简介

OH 卡是由使用者凭借直觉抽卡或选卡，通过卡牌不同的图案和文字的组合，无限可能地发挥自己的洞察力和想象力进行解读，从而真正去体察使用者内心的觉知和感受。

OH 卡既可以供自己使用，在面临困境与挑战时，作为指引自己寻求突破与成长的工具；也可以为他人使用，帮助其他人化解矛盾与困惑；在团体培训和疗愈课程中也行之有效。OH 卡也可以结合其他心灵图卡综合使用，或整合绘画、音乐、家庭系统排列、冥想、催眠、颂钵、戏剧表演等疗愈方式共同运用。

正版 OH 卡系列心灵图卡的每一张卡片上，均有数字编号，便于查找和记忆，且每张卡片上都有版权标识——"© ELY RAMAN 1976,1999"等字样。OH 卡系列心灵图卡均为德国印刷制造，目前国内已经出现盗版的图卡。（主要识别方法：盗版图卡的每张卡片上都没有版权标识的文字。）出于对 OH 卡系列心灵图卡的创始人及创作艺术家的尊重，以及对知识产权的尊重，我们建议大家购买和使用正版 OH 卡系列心灵图卡，这同样也是施与受的平衡，是能量的正向流动。

在 OH 卡系列心灵图卡中，较为常用的是 OH 卡（OH-cards）、孩童卡（Personita）、成人卡（PERSONAA）、伴侣卡（TANNDOO）这四套图卡。

OH 卡（OH-cards）

内含 2 副卡：一副图卡，是包含了我们生活各个层面的水彩画图画；一副字卡，是标注了引导文字的卡片。图卡和字卡各 88 张。（注：88 张字卡之外，另附了 2 张空白字卡，可以用于手写引导文字。）

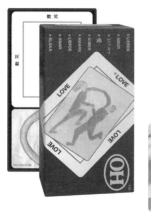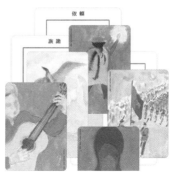

图 1-5

将一张图卡和一张字卡叠放在一起，来探索这一组合的意义，这样就共有 7744 种不同的可能性和更多的诠释。可以单独使用，也可以和伴侣、家人或团体一起使用。OH 卡至今已发展到 22 种语言版本。

OH 卡并非塔罗牌，不用于占卜，而是能深入潜意识的有效疗愈工具，借助这些不同的图卡和文字的组合，可以激发创造力和想象力，增强洞悉力和觉察力，照见自己的潜意识，探究心理动机和梳理心理脉络，促进自我成长。它既是专业心理咨询师最佳的疗愈媒介，也可以用于自我治疗、情感交流、亲子互动、团体培训等。

孩童卡（Personita）

内含 2 副卡：77 张来自全世界的孩童和年轻人肖像卡图卡，以及 44 张反映他们之间关系的行动卡。

77 张肖像卡图卡是由艺术家 Ely Raman 和 Marina Lukya-nova 所绘，展现出来自世界不同国家、不同文化背景下的孩子和年轻人，不同的性别、肤色、年龄，传达出的不同个性、情绪

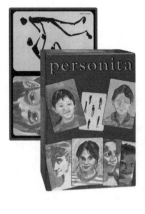
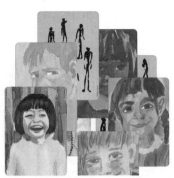

图 1-6

及表情等。44 张行动卡，用身体的姿态与人物的位置来传达人际关系的互动与相处情形，可以帮助我们赋予人物肖像以动作，以此来唤醒我们内心的故事。

Personita 是拉丁文，原意是面具、角色、人物或一个人。这套 PERSONITA 卡能让我们有趣地交流来自我们记忆深处或者幻想之间的联想。当我们在练习如何有创意地自我表达时，因受到这些图画的刺激，我们也能在想象力中找到共鸣。

成人卡（PERSONAA）

内含 2 副卡：77 张来自世界各地的成人肖像卡图卡和 33 张关系互动卡。

77 张肖像卡和 33 张关系互动卡由 Ely Raman 所绘，提供了

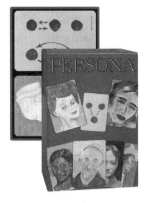
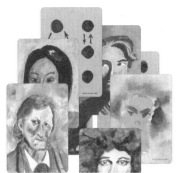

图 1-7

无数个关于角色扮演的内容，其中参与者可以扮演来自世界各地的人。这些人都是谁？他们做什么？他们要什么？

通过充满想象力地使用PERSONAA这套卡，我们可以认识不同文化背景的人。关系互动卡上的"点"表示着需要用几张肖像卡，"箭头"表示着肖像卡上的人与人之间的关系。参与者可以给这些图片赋予意义。

伴侣卡（TANNDOO）

内含2副卡：99张伴侣图卡和44张路标卡。

99张伴侣图卡描绘出关于伴侣生活的场景，象征着在伴侣关系中持续不断出现的一系列感情、愿望、需求、冲突，以及疗愈模式。在同Ofra Ayalon的合作中，Moritz经过十多年

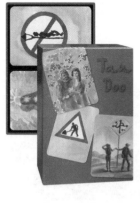
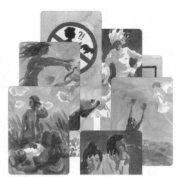

图 1-8

亲密关系的咨询和治疗，将其中的经验传达给艺术家 Marina Lukyanova，再经她的画笔去用心打磨图画，创作出这样精美的作品。

对伴侣关系的探索与学习，一直是我们人生最重要的课题之一，因此伴侣卡也成为 OH 卡系列中，图卡张数最多的一副卡牌。如此多样而丰富的状态形象，可以帮助我们去深入探索我们的伴侣关系，无论是进行自我疗愈或是从事专业教练咨询工作，它们都是很好的工具。

使用伴侣卡的路标卡时，这 44 张像路标的行动卡代表着伴侣经历的痛苦与欢乐。这些卡提供了新的观点与想法、感觉与行动。

TANNDOO 一词来自一种古老的中东语言，意思是"两个在一起"。因此，伴侣卡不仅可以使用于探索伴侣关系，也可以使用在了解人与人搭档组合的各种情况。所有 OH 卡的使用原理都一样，伴侣卡也充满了隐喻，可以用大量不同的方式去解读，并可以与其他的 OH 卡系列心灵图卡结合起来使用。

*OH 卡心灵图卡应用

OH 卡心灵图卡可以应用于心理疗愈、自我探索、心灵沟通、潜能开发、创意联想、提升直觉、精神分析、亲子互动、艺术治

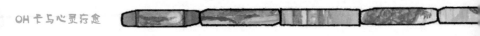

疗、团体培训……

*OH 卡精神

◎ 没有牌意

每张图卡没有固定含义，可自由联想与创造。

◎ 没有对错

如实呈现，应放下关于是非评判的惯性标准。

◎ 没有输赢

接纳"一切都是最好的安排"。

◎ 案主为大

避免自我假设，尊重使用者的想法和独特性。

◎ 开放性问题

诸如"会如何""是什么""为什么"的开放性提问方式，指引案主看见解决问题的多种可能性，而不是"YES/NO"式的封闭式提问。

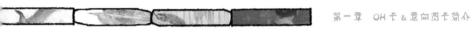

◎ **直觉展现**

信任自己的直觉，照见潜意识，重新发掘自己的潜能。

*OH 礼仪

◎ **尊重每个人的隐私**

我可以选择是否解释、是否描述、是否透露我的图卡。

◎ **尊重每个人的时间**

我不会打断你，你可以安排自己解读图卡的时间。

◎ **尊重每个人的见解与想象**

我不会解释或重新解释你对于图卡的理解。

◎ **尊重每个人的完整性**

我不反驳或者争论与澄清你的解读。放下评判的标准，没有所谓"对"或"错"。我将尽可能支持你想象的跳跃。

◎ **尊重每个人的独特性**

每一个人的解读都是基于自己，图卡只是一面镜子、一个媒介。当我解释我的图卡时，我不认为你看到的就是我所看到的，

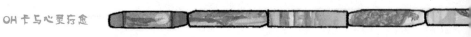

你感觉到的就是我所感觉到的，你领悟到的就是我所领悟到的。

三、OH 卡使用技巧

* 使用步骤

◎ 准备

在开始使用 OH 卡心灵图卡之前，应让自己或案主处于安静舒适的环境和氛围中，或静心冥想，让心境和情绪清宁，并且集中意念观想自己想要咨询和解决的问题，与 OH 卡更好地联结。准备一块自己心仪的图卡垫布，将图卡摆放在垫布上。

◎ 洗卡

洗卡类似于洗牌，既可以像洗扑克牌一般，将整副卡放在手心，抽取其中的一沓不断置于上方，直至使用者认为洗好；也可以将整副卡散落在桌上，双手交叉打散卡片，然后再归拢为一沓。洗好的图卡，背面朝上，整沓放在使用者面前，再将其摊开成弧形，便于下一步的抽卡或选卡等。

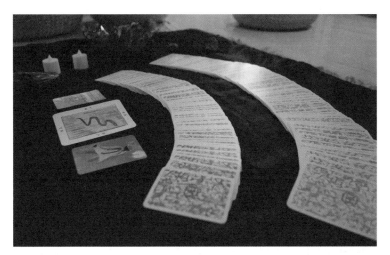

图 1-9

◎ **抽卡**

抽卡是凭借直觉，在背面朝上的洗好的图卡中随机抽取一张。抽卡时建议使用左手，因为左手代表潜意识，在看不到牌面的情况下，抽出的卡片更能呈现潜意识的真实状况。

◎ **选卡**

选卡是将图卡正面朝上，看着牌面的图样，选择自己想要的一张。选卡时建议使用右手，右手代表意识，是有意的选择。

◎ **排列**

抽出或选出图卡后，依次翻开正面朝上置于垫布上，此时使

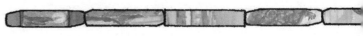

用者也可以凭借直觉再次调整卡片的方向，正立、倒立、横向、斜向等角度摆放均可。摆放和排列的位置、顺序等，也完全由使用者决定。基于 OH 卡礼仪，我们尊重每个人的见解与想象，只要使用者认为是适合的。当然，使用者也有权选择不翻开图卡或不解释图卡。

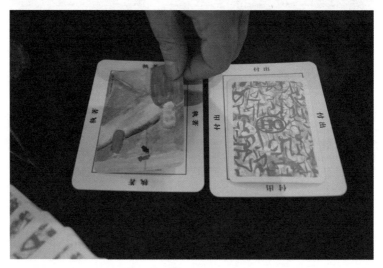

图 1-10

◎ **牌阵**

OH 卡也有类似塔罗牌的牌阵，是经由经验总结出来的摆放固定位次，用于某一特定主题的探索。牌阵可以依据具体状况灵活运用，或自行创造适合使用者的新牌阵。此外，亦可以不使用牌阵，完全按照使用者的意愿随意摆放，摆放位置亦可呈现使用

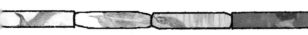

者的心理动机。

◎ **解读**

当抽卡或选卡之后，翻开图卡正面，仔细观察每一张图卡中的图画，观看它描绘了什么，色彩如何，能联想到什么，带来的触动是什么……尤其要捕捉每一瞬间头脑中闪现的画面、语言、情绪感受、联想到的事件等。经过循序渐进的引导和探索，当看到自己内心的答案时，就会明了 OH 卡所带来的顿悟与启示。

*OH 卡解读技术

使用 OH 卡心灵图卡的常用解读技术有：联想法、构造法、完成法、转念法。

联想法

联想法是让使用者依据看到的图像，凭直觉联想到某些人物或者场景，并且经由直觉的指引，描述在类似熟悉的场景里发生过的事情、互动过的人，觉察与这些图卡联结时的情绪变化、感受和领悟。联想法也是 OH 卡使用中最常用的方法。

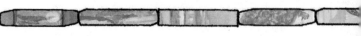

【示例牌阵】我是谁

牌阵"我是谁"（图1-11）进行的是自我探索的OH卡练习，目的是了解如何使用OH卡与潜意识开展对话。根据"别人眼中的我"和"自己眼中的我"这两个命题，通过选卡和抽卡的不同方式，来呈现生命的目前阶段，意识与潜意识层次对自己的认识。选卡是图卡牌面朝上，看着图卡或字卡进行选择，代表意识层次；抽卡是图卡牌面朝下，看不到牌面进行随机抽取，代表潜意识层次。

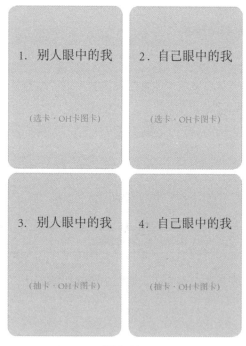

图1-11

1.将整副OH卡图卡牌面朝上，仔细看过每一张，用右手选出最能代表"别人眼中的我"和"自己眼中的我"的那两张，将其放在牌阵的位置上。

2.将余下的OH卡图卡牌面朝下，洗卡，弧形摊开，集中意念观想"别人眼中的我"，用左手抽出这张图卡。将其放在牌阵的位置上。

3.继续集中意念观想"自己眼中的我"，在弧形摊开的图卡中用左手抽出这张图卡，将其放在牌阵的位置上。

示例 **Z学员：原来"我认为"的并不是我真实的内在状态**

在朋友们的眼中，Z学员是非常轻松快乐的，所以她选的也是让自己感觉很舒服的两张图卡，卡片颜色协调，而且画面中绿色部分比例较多。她觉得"别人眼中的我"（图1-12卡1）是平和温馨的。干净整洁的房间、窗台上的植物、橘红色的灯罩等细节，都衬托出温暖和井井有条的环境。选择"自己眼中的我"（图1-12卡2）这张图卡，是因为画面中一男一女相拥在一起，是阴阳平衡的状态，也代表一种爱。她自己一直都非常渴望爱。

而她凭直觉抽出同样主题的两张图卡，画面却触目惊心。"别人眼中的我"（图1-12卡3）里出现的剪刀，

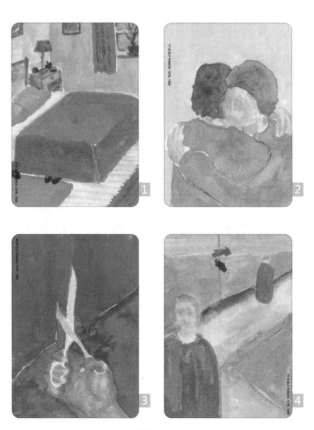

图 1-12

她认为是一把锋利的凶器。看到被剪破的红布,她仿佛看
见自己的手拿着剪刀在亲手剪破红布!这种感觉让她非常
不舒服,在请 Z 学员做"剪"的这个动作时,她觉察到自
己人格中亦有过于犀利的部分,尤其是在与家人等亲密关
系中,她常常会口不择言。同时她也意识到剪刀伤害的也

可能是自己。"自己眼中的我"（图1-12卡4）呈现的两个人，她感觉是两个不同的自己——背道而驰。

选卡是意识层在工作，是头脑里的判断产生的幻相；抽卡是潜意识层在工作，是内在真实的念头。Z学员同一主题的选卡和抽卡是很不一样的，她本来以为自己内在是和谐统一的，通过OH卡的呈现觉察到了外在呈现的自己与内在的自己并不和谐，而是一种互相拉扯的状态。

OH卡是一种呈现，让OH卡使用者去看见："我认为的""我觉得的"不一定是真实的状态。人是最擅长于自欺的动物，头脑里絮叨的那些道理，只是为了说服自己而用的。关键时候，道理没有用，因为更强大的驱力来自95%的潜意识。生命有很多层次和侧面，它们都隐藏在潜意识深处。不经由这些图卡，我们也许不能清晰地觉察到它们的存在，我们通常会活在我们自己头脑的主观判断中，所以OH卡是潜意识的直观呈现，借助OH卡会听见潜意识的声音。

构造法

构造法是从新的角度，用新的观点去观察、分析、理解图卡，凭直觉去描绘一个故事或重塑一幅图画等，扩展思路，重新构造OH卡的表达方式并传达信息。

【示例牌阵】OH卡绘画

"OH卡绘画"牌阵是通过OH卡与绘画相结合的非言语方式，打开潜意识的宝库，迅速触及纠结的关键点，达到疗愈身心灵多层面创伤的目的。生命本是一幅巨大的画卷，绘画是人类天生的本能，每个人都会，绕过左脑强大的心智批判系统，才可以见到生命实相！

1.将整副OH卡图卡洗卡后，牌面朝下弧形摊开，用左手抽出一张OH卡图卡。

2.将图卡放在一张A4纸上你认为合适的任一位置，用彩色铅笔画一幅可以与该图卡联结的图画。

3.通过自我引导或他人的引导，感受图卡带来的情绪和领悟。

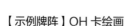 **B学员：不在身边的爸爸其实很爱我**

小时候因为工作原因爸爸常年不在家，所以B学员和爸爸的关系一直很冷漠，直至成年了也是如此，两人极少交流。引导她用OH卡探索父女两人关系"卡住"的原因。

她抽了一张OH卡图卡代表"父亲"（图1-13卡1），与卡联结，直觉显示，这是一个当兵的人，正回头跟人打

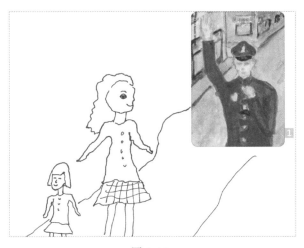

图 1-13

招呼。这让她一下子想起了自己的父亲，因为父亲以前是军官，由于工作的原因常年与家人分隔两地。

请她扩展图卡的故事，重新绘一幅图画。在这幅图画中，她看见父亲背着背包回家过年，刚刚走下火车，妈妈带着她一起去车站迎接，父亲在对她们挥手。那时她5岁，与父亲见面心里很开心，但又有点紧张。因为很久不见父亲感觉很陌生，所以图画中她背对着父亲，不敢转身去与父亲亲近。

当她跟随OH卡咨询师的引导说出"爸爸，虽然因为工作的原因你不能长期陪伴在我身边，不能陪伴我成长，但我知道，你是爱我的！"这一刻，她不禁哽咽起来。成

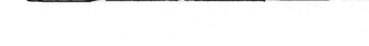

年之后的她终于能够理解父母在当时的环境下给予自己的爱，她终于跨越了与父亲之间无形的沟壑。

完成法

完成法是使用者依据图卡，自由开拓思路，快速补充完成一句话、一个问题、一个情节等，从而捕捉内在需求、情绪、动机、冲突、防御等心理活动，察觉内心的真实情感和感受。

【示例牌阵】

"故事接龙"牌阵应用在团体游戏中，设定上半句，如"爱是什么？""成功是什么？""我最喜欢……""我最讨厌……""我最羡慕……""我最向往……""我最痛恨……"等主题，请大家依次抽取OH卡。根据图卡画面提示，快速说出直觉闪过脑海中的第一句话，补充为下半句。

通过这样的游戏，参与者很快就会熟悉起来，并且大家的创造力会越来越丰富，玩得越来越开心。这样一轮游戏下来，每个人都在轻松的氛围中得到了关于命题的启示。

另一种接龙可以用在团体里，每人抽取一张OH卡图卡，编一个有情节、有场景、有人物、有主题的故事，抽

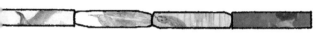
出图卡后一分钟内讲出你这张图卡的情节，要求与大家接龙的主题相关联、相吻合。这种自由想象创作，表面上看起来天马行空、变化无常，事实上，从故事的叙述中仍可洞察到讲述者的潜意识及内在信念，用在团体训练里非常有趣、有效、有力量。

转念法

转念法是运用OH卡进行逆境对话。人们在看待事情的时候，看到的往往是自己的认知和解读，这其实是由人们内心的信念和过去的经验所决定的，所以不同的人对同一件事物也有不同的看法。转念法是在使用OH卡进行对话时，根据人的言谈举止来了解影响其个性中片面、局限的信念，用全新的信念和积极的想法将惯用的旧模式从潜意识里置换出来，从而唤醒内在的智慧，充分调动潜意识去找到问题的解决之道。

【示例牌阵】转念

"转念"牌阵（图1-14），是通过抽取OH卡，感应自己身体、情绪、心智上的变化，进而转变深植潜意识的负向信念，让生命重建、蜕变、成长，让生命有更多可能性。

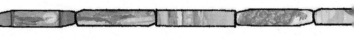

1. 主题字卡	2. 对应"主题"的图卡
（选卡·OH卡字卡）	（抽卡·OH卡图卡）

图 1-14

1.思索一个目前想要探究和解决的主题。将OH卡字卡牌面朝上，逐一看过，选择对应此主题的一张字卡（如果字卡中没有涵盖，可以在空白卡片上或一张纸片上手写此字卡）。

2.将整副OH卡图卡洗卡后，牌面朝下弧形摊开，用左手抽出一张代表此主题的图卡，将图卡叠放在字卡上。

3.觉知图卡带来的感受，觉察内在的情绪反应。

4.闭上眼睛静心地冥想，再次问自己："真的吗？""你百分之百确定这是真的吗？""当你有这样的想法时，你如何反应？会带给你什么好处？""当你不这样想时，你会感觉怎么样？你会是怎样的人？"……

5.张开眼睛，再去看刚才的图卡和字卡，感受新的领悟。

示例 M学员：如何看见、转变自己的金钱信念

M学员想要探索的是自己的金钱信念。先选取OH卡里的一张空白字卡，在上面写上"金钱"的字样，然后请她抽取一张OH卡图卡与字卡对应（图1-15）。

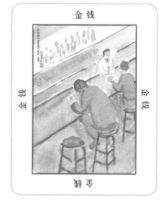

图1-15

引导："你看到了什么场景？"

答："我看到妈妈坐在百货商店柜台边，手上拿着一张纸在看。"

引导："手上这张纸上写了什么？有内容吗？"

答："它其实是一张报纸。"

引导："你去看看报纸上有什么新闻？直觉闪过脑海时，你看到的是什么内容？"

答："我看见新闻的标题是'物价又涨了！'我听见妈妈跟我说，让我看看这条新闻，她又转头对爸爸说，'你看看东西又涨价了，我们家没钱，钱好紧张哦，你要多给我点钱我们才能过好日子……'我看到爸爸习惯性地呆坐在旁边，蜷缩在椅子上，他完全被我们忽略在外。"

M学员想到生活中妈妈的确是这样，对钱看得非常紧，总希望她能挣更多的钱回家，总拿别人家孩子挣钱多来跟她对比。一直以来，她每月的薪水自己舍不得用，大部分都寄回家给妈妈，可是不管寄多少，妈妈总是嫌不够，觉得自己家不如别人家，觉得自家孩子没有别人家孩子优秀。她感觉自己的自尊心深深地被妈妈刺伤，于是心生怨恨。M学员也觉察到，原来金钱使自己的父母如此受苦，这也正是她恐惧金钱的原因。

我继续引导她与父母对话，将父母对金钱的恐惧感交还给他们，建立属于自己的金钱信念："亲爱的爸爸妈妈，感谢你们给了我生命。我尊重你们的命运，我理解你们的局限性，我现在把属于你们的对金钱的恐惧感交还给你们。从今天起，我尊重与接受金钱，我会靠自己的能力，来获取相应的金钱，达到施与受的平衡。我不再惧怕它，我打开心门，让它靠近。我也会让它在爱中流动，让它跟我成为好朋友。我是值得的，我配得到它，我配拥有它！"当她说完这些真诚的告白时，已经泪如雨下。

当她从哭泣声里走出来时，感觉内在获得了莫名的力量。再次让M学员去感受字卡和图卡，她说："图卡改变了，我看见了妈妈正在收银台支付账单，妈妈很开心，因为她买到了孩子们喜欢吃的食品，而爸爸在一旁喜悦地等着妈

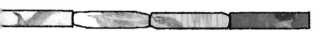
妈一起回家。"

*OH 卡提问和引导技巧

★ 开放式提问。诸如"会如何""是什么""为什么"的开放性提问方式，指引案主看见解决问题的多种可能性；而非"YES/NO"的封闭式提问。

★ 你的第一直觉是什么？你看到什么？这看上去像什么？感觉到什么？你认为这是什么？这使你想到什么？

★ 这是你生活里曾经见过的场景吗？这个场景跟你的生活有重合的部分吗？有熟悉的感觉吗？

★ 这是你想要的状态吗？你觉得自己的人生是这个样子吗？你觉得 OH 卡给你的指引是什么？

★ 目前你有什么不满意吗？觉得缺少的是什么？

★ 你现在身处正确的位置吗？你想继续这样的模式吗？

★ 想做些改变吗？要做什么样的改变呢？

★ 改变以后，你的身体会有什么变化？心理会有什么变化？情绪会有什么变化？灵性会往哪个方向去延伸、发展呢？

★ 你怎么知道改变后，身体、心智、情绪、灵性上会有这些变化？

★ 改变后的状态就会使你满意吗？你百分之百确定吗？改

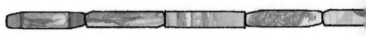

变后的人生就是你希望的吗?

★ 要实现这些改变,你要怎么做? 请提出行动计划。

★ 你准备从什么时候开始做? 请列出行动日程。

四、意向图卡简介

自在家园安心正念

自在家园安心正念生命整合体系创始人、本书作者杨力虹老师发现在使用 OH 卡系列卡疗愈时,有些案主不易投射西方人像与场景,于是,杨老师想要研发中国人自己的原创图卡,让更多中国人受益于图卡心理咨询与心灵疗愈。

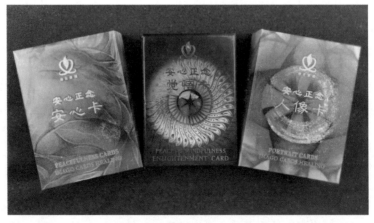

图 1-16

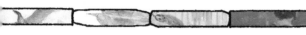

2019 年，杨力虹老师将自己的经典文字与刘华老师的禅绕画结合，设计了觉悟卡 77 张。2020 年，杨力虹老师将自己的文字与刘华、徐敏怡老师的画结合，设计了安心卡 68 张，另有家园参与者贡献图片，设计了人像卡 77 张。

2021 年，自在家园团队研发了线上意向图卡小程序，让大家随时随地都能抽卡，获得指引。（识别右侧小程序码可直接进入小程序抽卡。）

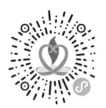

五、意向图卡及 OH 心灵图卡的实践呈现

★ ★

个案疗愈 / 咨询：可以作为心理疗愈和心理咨询工作者得心应手的工具，发挥强大的助人功效。

内在探索与成长：为内在探索提供绝佳的条件，探索自己潜意识最深处的渴求与恐惧，便于有针对性地进行自我疗愈。

主题沙龙 / 工作坊：通过带领群体图卡探索，完成主题明确的沙龙 / 工作坊，主题涉及内在孩童、原生家庭、亲密关系、亲子关系、真实的自己、工作与事业、金钱财富、天赋才华……

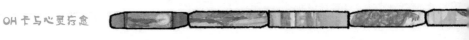

企业团队活动：摆脱老套团队活动的乏善可陈。图卡的融入，可以轻松、安全、润物细无声地打破职场桎梏、拓宽思维局限、增进彼此了解、增强团队凝聚力，达到很好的团队熔炼效果。

激发创意：可以为广告设计、文学创作等点燃新的创意花火。

学校教学：把图卡引入教学过程中或是教师与学生互动过程中，将大大提升学生的学习热情、专注力，促进师生关系，缓解紧张情绪和心理压力。

朋友聚会：可以为朋友聚会、家庭活动带来更多的轻松乐趣，同时加深彼此美好的联结。

企业人资管理：图卡在员工管理中发挥着不可估量的作用，以最温和且有效的方式帮助管理者，透过复杂多变的行为表象看到背后深层的动机，纾解职场压力、激发员工潜能、提升团队绩效，符合现代企业经营人资管理的需求。"被看见""被尊重"的互动方式，还将有效改善职场人事关系，甚至会对企业文化带来深远、良性的影响。

亲子互动：父母使用图卡跟孩子玩游戏，角色扮演、涂鸦、讲故事等，在这样亲子相伴的珍贵时刻中，在爱的氛围里，父母、孩子都得到了安慰和疗愈。同时，图卡可以很好地刺激孩子右脑的功能区域和前额叶皮层的发展。这些大脑区域掌管着孩子的创意、情绪管理、共情能力、学习能力……

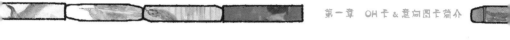

从我们生命开始的第一天起，潜意识的力量就已经属于我们了，只不过我们未能全然认知并使用它。《OH 卡与心灵疗愈》一书指引我们运用 OH 卡心灵图卡觉察潜意识的存在，借助 OH 卡通过直觉的呈现与潜意识对话，可以穿越重重障碍走进自我真实的内在世界，重新了解自己、理解他人，重建积极美好的生命信念，唤醒与生俱有的生命潜能。

经由第一章的学习，我们已经初步掌握了 OH 卡的使用方法，由于 OH 卡心灵图卡极具灵活性和开放性，在运用中可以自由组合和无限扩展，没有设限，因此本书借由大量案例和分享，抛砖引玉，带领大家体悟 OH 卡心灵图卡、意向图卡更深层次的运用方法，愿我们在实际应用中，轻松掌握 OH 卡及意向图卡，让它们成为自助助人道途中的心灵疗愈工具。

迷时师度，悟时自度。我们可以跟随 OH 卡，去看见和解开纠缠多年的心结，找到打开潜意识宝库的钥匙，了悟生命旅程的真实呈现，激发潜意识存在的能量。当我们内心可以放下过去受限的命运，就会发现生命存在的丰富可能性，充满力量地去经历、去体验自由绽放的精彩！

以下章节将从"实现自我价值""与原生家庭、家族和解""亲密关系合理归序""重建亲子关系""吸引丰盛的财富""唤醒内在孩童和生命潜能""自我整合与成长"七个层面，以及31 个来自 OH 卡疗愈的真实案例和一些简单而有效的练习方式，逐步深入与 OH 卡这个心灵明镜结缘。感恩 Moritz 老师为本书作序，感谢张航与小红曾经为此书做出的贡献，也感谢愿意分享自己成长经验的案主们，感谢帮助整理文字的王凯、蕤伽、恬静、汝莲、张婷、李洋、艳霞等小伙伴。

第二章

在工作中修行

实现自我价值

人生，永远都是在不停闯关中。如果这关没过，换个环境，这关还会不断被重现，不断 NG。精神分析讲的修通，也在此理。更好的环境，只能提供更好的工作、生活条件，并不会让自己的外在发展更好。生命，是由内而外的展现。当下发生，当下接纳，便是最好。

——杨力虹

丰子恺先生说：

我以为人的生活，可以分作三层：一是物质生活，二是精神生活，三是灵魂生活。物质生活就是衣食。精神生活就是学术文艺。灵魂生活就是宗教。"人生"就是这样的一个三层楼。

懒得（或无力）走楼梯的，就住在第一层，即把物质生活弄得很好，锦衣玉食，尊荣富贵，孝子慈孙，这样就满足了。这也是一种人生观。抱这样的人生观的人，在世间占大多数。

其次，高兴（或有力）走楼梯的，就爬上二层楼去玩玩，或者久居在里头。这就是专心学术文艺的人。他们把全力贡献于学问的研究，把全心寄托于文艺的创作和欣赏。这样的人，在世间也很多，即所谓"知识分子""学者""艺术家"。

还有一种人，"人生欲"很强，脚力很大，对二层楼还不满足，就再走楼梯，爬上三层楼去，这就是宗教徒了。他们做人很认真，满足了"物质欲"还不够，满足了"精神欲"还不够，必须探求人生的究竟。他们以为财产子孙都是身外之物，学术文艺都是暂时的美景，连自己的身体都是虚幻的存在。他们不肯做本能的奴隶，必须追究灵魂的来源，宇宙的根本，这才能满足他们的"人生欲"。这就是宗教徒。

用OH卡心灵图卡来探索"工作—事业—志业"的人生三大功课，便是借用丰子恺先生生活三层楼的理论比喻，来帮助我们悟出其中的奥秘，知道自己今生如何选择住第几层楼。

住在第一层楼的人们，他们主要忙碌于工作。工作是养家糊口的基本来源与保障，它可以保证我们人格独立、经济独立、自食其力。从工作跨越到事业的人们，住在第二层楼里，他们自己投入精力、时间、金钱来创造内心的理想与目标，享受创造过程中的乐趣。然而，他们在完成目标的过程里，可以清楚地看见，自己竭尽全力，物质生活快速获得满足，精神上带来短暂的兴奋与快乐后，下一个目标就会又出现了。他们又在设想，也许拥有了它，就会更好一些。这些假设，成了驱使他们不断向前抓取的动力，最后，他们就像快速转动的轮圈上的仓鼠，拼命奔跑，盲目抓取，而忘了奔跑的初衷。稍有间歇停一下，便会被莫名的空洞与虚无感所包围、吞噬。重复多次后，他们才能肯定：这些假设，这些物质上的满足，都无法填补他们内心的真实需要。名、利，也不例外。

于是，他们在人生之旅的外求过程中不断遭遇困难挫折，而这些痛苦的环境逼着他们向内心更深处走，去贴近、觉知到更真实的自己，通过不断增强自己的意识，从而丰富经验及感受，增长智慧。他们选择走向第三层楼入住，他们即是迈入志业阶段的人们。他们这时已经悟到了自己人生之旅的内在使命是"觉醒与合一"，了解了此生来到人间的终极目标与愿景，所以能够真实体验内在的满足。

许多人将身心灵整合当作自己的志业，通过灵修体验生命的合一性，不仅可以充分实现自我价值，还可以帮助到其他生命。其实，修行并不只是在山洞或庙宇里，工作也是我们最好的修行道场之一。我们透过工作，可以去服务生命，实现人生价值。

首先，我们要做一个完善的、自食其力的人，一个能够敞开心胸、勤劳善良，能自我实现，也能帮助别人的人。如果我们从事的职业是利益众生的，那我们的工作就是有价值的，是应该被热爱的。一生中，会有许多选择的机会，工作是其中之一。如果自己内在的障碍并未被穿越，自己和原生家庭的关系并未得以理顺，那么，无论找哪一份工作，你都不会开心、快乐。永远被"度日如年""关系障碍重重""充满焦虑""心力交瘁"等情绪纠缠，无法享受跨越到事业阶段的创造乐趣和迈入志业阶段全然绽

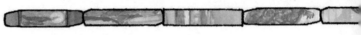

放的自由轻松。只要自己愿意面对真实的自己，愿意去了解生命的本来面目，蜕变会当下发生。

【示例牌阵】工作—事业—志业

此牌阵排列（图2-1），可以帮助我们进一步了解在工作、事业、志业的发展阶段跨越中，如何理顺各种合作关系，整合自身的优势资源，在工作修行里尽情享受创造的乐趣，走向自我价值实现的"回家"之路。

探索在工作里修行的牌阵，亦可以根据个案咨询的不同状况，进行多种变化和组合。

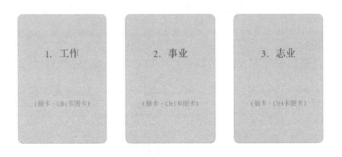

图2-1

1.在空白字卡（或白色纸片）上写上"工作""事业""志业"三个探索主题字卡。

2.从 OH 卡图卡里各抽取三张，分别代表"工作""事业""志业"三个阶段。

3.在孩童卡的行动卡里，抽出一张行动卡代表从"工作"跨越到"事业"的行动方案，然后再抽出一张行动卡，代表从"事业"跨越到"志业"的行动方案。

4.请说出直觉呈现的场景画面，感受自己看见每个场景时的心情和感悟，并尝试做行动卡里相同的动作，体验身体的知觉。同时通过引导，进行开放式对话，探索工作、事业、志业阶段跨越的可能性。

用 OH 卡与家人进行 "工作—事业—志业" 的探索游戏

萧悦参加了自在家园举办的 OH 卡心灵明镜工作坊的课程学习，她很信任 OH 卡，每当觉知情绪纠结时，就尝试用 OH 卡自问自答，进行自我疗愈，在 OH 卡的指引下不断挖掘自己的潜意识能量。她感觉到自己的"觉知、合一"在不断成长。这天，她开始尝试将自己的 OH 卡经验与家人分享，邀请先生做"工作—事业—志业"的探索游戏。

萧悦学习OH卡心灵图卡已经2个多月了，OH卡给她带来了许多改变，尤其是与自己潜意识对话的练习，让她在负面情绪袭来时的应对从容了许多。她非常珍视与享受OH卡带给自己的美妙经历，当她感到身心困顿无力时，就用OH卡做探索游戏，帮助她观察内在，追溯根源，找回穿越重重情绪障碍的力量。常有个念头在萧悦脑海里飘过："如果有一天，我有能力将这种疗愈的经验用于个案咨询，可以帮助众多迷失在生命旅程各阶段里受苦的人寻找回归自己家园的路，这对于我，将是一件很有意义的事情。"这种想法在她忙碌完公司经营工作的静夜中常常浮现，她尝试看清楚，她感觉到飘忽的念头日渐清晰："我的志业是帮助自己找到'家'，以我的生命经验为更多迷路的生命服务。"

机缘巧合，萧悦与先生谈起她近来应用OH卡的体验和收获，先生很欣喜她的变化。她说："老公，如果你感兴趣，我可以带你用OH卡做一个'工作—事业—志业'的游戏，你可以自己体验一下。如何？"先生爽快地应允了。于是，萧悦始料未及地迎来了她的第一个OH卡咨询个案。

萧悦给先生简单介绍了一下OH卡的游戏规则，先生很快就听明白了，他凭直觉抽出三张OH卡图卡分别对应主题字卡。萧悦请他深呼吸，先让自己平静下来，然后开

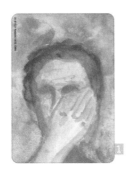
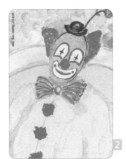
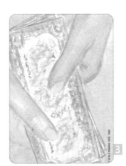
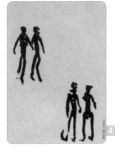
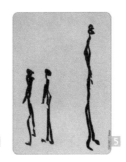

图 2–2

始用 OH 卡探索"工作—事业—志业",指引他先看代表
"工作"的这张图卡（图 2-2 卡 1），提示他凭直觉捕捉
脑海里掠过的第一个念头，那个 OH 卡唤醒的潜在意识里的
念头。

几秒之后，她问："你看见了什么？这个场景你熟悉
吗？在你的生活里是否出现过？"

先生说图卡上的人正是他自己，他用手挡住自己的眼
睛，不愿意看前方。

请他去看看前方有什么，为什么他不愿意去看？

他说前方是他过去经营的公司，因为没有经营好，不能给家庭带来足够的物质和经济支撑，他感到很内疚。

她问："如果有一句话，让你对图卡里的自己说，你会说什么？"

他答："我过去一直努力将公司经营好，虽然 IT 行业不适合我，我的努力没能创造出好的经济效益，但是过去的这些经历磨炼了我，让我的心智成长了。这些经历对我今后的事业将提供很大的帮助。我觉得自己要感谢过去，它对于我而言是一笔人生意义上的财富。"

她说："是的，接纳并感恩过去，就是祝福新的开始。你现在可以试试，手能放下来吗？"

先生按着她的指引尝试那个动作，他说可以了，现在他的手放下了，他感觉视界被打开了，他的目光非常坚定，正朝前望去，看见了数个闪亮的光，那是新的机会起点，他正朝它们走过去。

她给予他祝福："祝福你！新的开始能帮助你成就自己。"

接着，萧悦请先生与"事业"这张图卡联结（图 2-2 卡 2），问他看见了什么场景。

他说看见一台精彩的戏剧正在演出，他是台上的小丑。

萧悦请他闭上眼睛再次与图卡联结，去体会卡上的小丑是什么心情，是否有什么话要和他说。

他答："他告诉我他想登台当主角，现在这个角色让他感觉有些落寞和无奈。"

她说："你可以问问他，为什么想要当主角？"

先生说："他说因为当主角才能让他感受到参与演出的精彩。"

她说："哦，你可以问问他怎么样能当上主角。"

先生说："他说凭借他过去的努力积累下的资源支持，不久他就能扮演上主角，演出属于他的精彩戏份。"

在一问一答中，轮到了第三张代表"志业"的图卡（图2-2卡3），萧悦请先生说说联结这张卡的感觉。

他说："我看见了自己手里正拿着一手好牌，等待着大家摊牌的时刻，心里有些紧张、有些期待。"

她问："你可以去看看自己手里的牌，看这些牌是什么，给你什么启示？"

他说："我看见自己手里的牌很大，大家摊牌时，我赢了，我非常开心。"

萧悦继续请先生看行动卡，请他去感受一下这两张行动卡，从工作跨越到事业、从事业跨越到志业的行动力量。

他说："从第一张行动卡（图2-2卡4），我看见了自己的两个行动状态，右下角的一组是我正在说服事业合作伙伴一起合作，左上角的一组是志同道合的合作关系已经建立起来，我正与合作伙伴携手并肩一起朝事业方向努力。从第二张行动卡（图2-2卡5），我看见了自己在志业阶段'乐施于人，兼济天下'的形象，而要成就这个形象，自己须要踏实平稳经营好事业，才能够获得支撑志业的能量。"

请他将5张图卡连贯起来，感受OH卡带给他的"工作—事业—志业"的启示。

他说："我要感谢过去的积累，它给予我创造精彩事业的力量，我已经遇到志同道合的合作伙伴，我们的整合将给我的事业添加动力，稳固事业后我最终可以成就志业理想。"

萧悦第一次咨询个案顺利结束了。先生对她的开放与信任，让他们非常顺畅地完成了这个OH卡咨询互动，疗愈的能量振动均衡地流转，帮助先生梳理和疗愈内在情绪。个案完成后，先生像孩子一般揉着双眼说，好困，想睡觉。不一会儿工夫，他已酣睡。醒后，他与萧悦共用午餐，他说OH卡游戏确实挺神奇的，帮助他很好地厘清了自己，他感觉到了轻松。

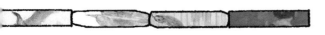

　　萧悦这次与家人的 OH 卡探索游戏，也帮助她觉察到先生坚强背后的伤处，让她重新去理解他。在她的印象中，先生一直以来对她关爱倍加，总是将她呵护在阳光下，希望给内心惯于依赖的她更多宽容和安慰，他总是耐心地陪伴和鼓励她成长。如今她知道，其实先生自己亦有疲倦无力的苦，心里承担着对过去负疚的累。萧悦想到这里，心不禁变得柔软而温暖。这一刻，她领悟并接受了自己惯于依赖和缺乏安全感的局限性，也理解和接纳了先生的局限性。给予先生关爱以及更多的支持和鼓励，可以帮助他勇敢地朝未来走去。只有这样，两人才可以一起在伴侣关系里共同创造，成就彼此！

杨力虹老师点评：　　　　　　　　　　　　　　　　★ ★ ★

　　当我们的生命可以进入到志业阶段时，就已抵达实现自我价值的最高峰。当然，如果你的人生只在工作或者事业的阶段里停留，也未尝不可。

　　一切于你，没有更好，只有刚刚好。所以，一切的发生与发展，都是恰当的。无论你身处哪个阶段，都请你去觉察自己的内在，听见内心的声音，探索更多生命的可能性。当然，OH 卡是一种很好的工具，术为道用，转识成智。

　　我们从用 OH 卡与人的互动中，可以学会扩展心量，丰富生命层次，养成临在能力，生起智慧，涵养慈悲。

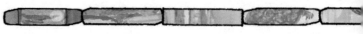

【示例牌阵】生命之旅

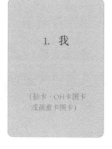
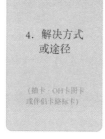
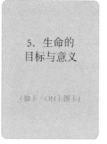

图 2-3

1.我。（抽取一张 OH 卡图卡或孩童卡的图卡）

2.可以整合的资源或贵人。（抽取一张 OH 卡图卡或成人卡的图卡）

3.旅程中会遭遇的违缘或障碍。（抽取一张 OH 卡图卡）

4.解决方式或途径。（抽取一张 OH 卡图卡或伴侣卡的路标卡）

5.生命的目标与意义。（抽取一张 OH 卡图卡）

案例 02 **未承想，事业的不顺**
竟然与事业本身毫无关系

> 案主是位帅气的中年男性，有一份父母当年安排的稳定工作，离过婚。自从个人成长后，他找到自己喜欢的艺术疗愈志业，很想往这个方向发展，却经常有心无力，进展缓慢。于是他来寻求答案，探索后面那些拉扯、削弱他力量的根源。

在事业选择上感受到拉扯

案主目前在之前稳定的工作和新事业之间徘徊，不知道何去何从，无法决断，总是感觉到有多种力量在拉扯自己，在人际关系上也是这样。

杨老师摆好一副成人卡和儿童卡，请案主把他认为代表重要的家庭成员的卡片抽出来，并把卡片摆在这个空间任何他认为合适的地方，而且案主也可以决定是从成人卡还是从儿童卡里面抽取他的家庭成员的卡片。

案主从成人卡中依次抽取了母亲、父亲的卡片，在儿童卡里抽取了女儿的卡片，摆好，但没有抽取自己的卡片。

杨老师："在你的感觉里面，父母都是成人吗？"

案主："是的。"

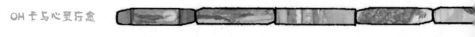

杨老师："还有别的成员吗？"

案主："还有我吗？"

杨老师："你的家庭成员，你认为重要的家庭成员。"

案主："可以包括我吗？"

杨老师："可以包括你，你觉得自己在里面的话。"

案主在成人卡里抽取了自己的卡片，摆放在父亲的卡片位置的下方偏右一点，离母亲比较远。在翻开卡片时，案主先翻开的是母亲的卡片，然后再依次翻开了父亲、自己和女儿的卡片。

杨老师请案主去和这几个家庭成员的卡片做联结，去看看卡片中人物的眼神、表情，去感觉他们的内在。

案主首先联结的是父亲的卡片，觉得父亲和卡片中的人物很像，说父亲只会直视和关注他的目标，不会看别的，父亲只有一个目标，就是管好整个家庭。

杨老师："父亲在看哪里？"

案主："他是在看着我。"

杨老师："当他看着儿子的时候，他想对儿子说什么？直觉闪过脑海的那句话是什么？"

案主："希望我过得好。"

杨老师："当爸爸说希望你过得好的时候，你有什么想回应爸爸的吗？"

案主并没有回答老师的提问，杨老师请案主看着爸爸的眼睛对他说："爸爸，你放心吧！"并请案主去看看，当爸爸听到儿子对他这样说时，爸爸的眼神和表情有什变化。

案主对爸爸说了"请爸爸放心"的话之后，感觉爸爸眼神变得很柔和，嘴角有想笑的感觉。

案主去看自己的卡片，感觉到内心很纠结，无法放松，因为各种关系和外围的一些事情。

杨老师询问案主，什么关系对他来说是最困难的？案主说是跟原单位的关系，目前自己因为参与另外的团体从事完全崭新的事业，但又还没有完全从原单位里面出来，所以很纠结。感觉自己被几个关系拉扯着，好像随时都可能回去，或者去到另外一个地方，并且知道这些可能性都来自自己内在的那些不确定部分。

除了这个关系在拉扯案主以外，案主对其他关系基本上抱持忽略的态度，不在意的那些关系，反而都很顺畅，比如现在团队的关系。

杨老师："团队、原单位，还有什么其他的选择吗？在工作上，你认为最困难的是什么？"

案主："自己有点不想去掌握，包括现在的工作、事业、志业。我会更多地考虑到父母的期许这个因素，父母觉得

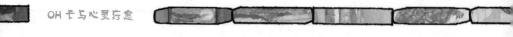

你就该安安稳稳的，可我又觉得其实自己也不是一个安分的人，就一直在外面徘徊。"

杨老师："这个'不安分的人'，是谁对你的评价？"

案主："自己对自己，当我在原单位或者其他的团队里面时，感觉跟大家有点格格不入，我不想看到自己十年、二十年以后，还是跟他们一样。"

杨老师："希望活出一些新的部分，是吗？"

案主："是的。"

杨老师："看得见妈妈吗？"

案主："看得见。"

杨老师："感觉一下，妈妈的眼睛在看哪里？"

案主感觉到妈妈也是在看自己，并且当妈妈看向自己的时候，自己左胸会有一些焦躁的感觉。

杨老师："据你所知，在你前面是否有没活下来的哥哥或姐姐？"

案主："听母亲以前讲过，好像有一个。"

杨老师请案主从儿童卡里面抽一张卡片，来代表没有活下来的哥哥或者姐姐。

案主把抽出的卡片放在了自己的左手边，并且与其他卡片隔着一段距离。

杨老师："去感觉一下，当他（她）出现以后，你的

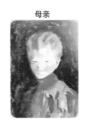
母亲

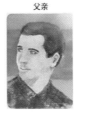
父亲

没活下来的哥哥或姐姐

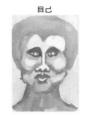
自己

女儿

图 2-4

变化是什么？"

案主："感觉他（她）很伤心，瞪着我，很孤独的感觉。"

杨老师："当你看见他（她），去感觉一下，身体里焦躁的感觉有没有什么改变？"

案主："看着他（她）的时候，好像没有焦躁。"

杨老师："当这个哥哥或者姐姐出现的时候，去看看妈妈有什么改变。她的眼睛，看向哪里？"

案主："感觉她左右都在看。"

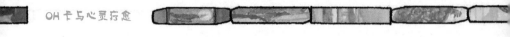

杨老师："她不光是盯着你了，对吗？"

案主："是的。"

杨老师："当她左右都在看的时候，你感觉自己的身体有什么变化？"

案主："手一直在出汗……"

杨老师："焦躁的感觉还在不在？"

案主："几乎没有了。"

杨老师请案主看着没有活下来的哥哥或者姐姐，对他（她）说："我现在真正地看见你了，我是你的弟弟，我在心里为你留一个位置，你比我大。"

杨老师："去感觉一下，当哥哥或姐姐听到弟弟对他（她）说这些时，他（她）的眼神和表情有什么变化？他（她）有什么想回应弟弟的吗？"

案主："感觉他（她）有很多委屈。"

杨老师："没有机会活下来，是这个委屈吗？"

案主："我们父母两边的家族很大，我所有的表哥他们家都至少是两个兄弟姐妹，就我们家只有我一个孩子，我从小就埋怨我妈说'为什么不给我生个哥哥或者弟弟'。我长大以后，有时候还会莫名其妙地提起这个事情。"

杨老师请案主对没活下来的哥哥或姐姐说："我现在知道，其实我不是唯一的孩子，你是大的，我是小的，在

我活着的时候，我会多做好事来纪念你。我会在这个世界
上多停留一些时间，在这段时间里，我会善用这个生命，
等我的时间到了，我也会去到你那边。"

当案主对没活下来的哥哥或者姐姐说完这些话以后，

母亲　　　　　　　父亲

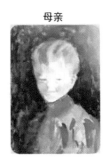
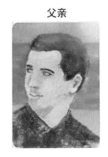

没活下来的哥哥或姐姐　　　自己

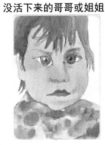
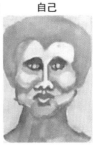

女儿

图 2-5

感觉好像有一种力量传递到自己身上。感觉没活下来的哥哥或姐姐想微笑，并且在向自己移动。杨老师请案主用移动卡片来表达，去完成这个动作。案主将没活下来的哥哥或姐姐的卡片移到自己卡片的左边，紧挨着自己。案主神奇地感觉到自己心里之前那些沉重的部分一下子全都放下来了。

案主对杨老师说，不知道是不是母亲对自己的过度关心，导致了自己的焦躁。杨老师把没活下来的哥哥或姐姐的卡片移到案主卡片的右边，请案主尝试一下，在这个位置上，感觉更好还是更差？但当下案主还是喜欢没活下来的哥哥或姐姐在自己的左边。

杨老师："再一次去感觉一下母亲，她的眼睛现在看向哪里？"

案主："我觉得她现在看向我俩，也看向父亲。"

杨老师："之前她没有看过父亲，对吗？"

案主："是的。"

杨老师请案主把代表爷爷奶奶和外公外婆的卡片抽出来，摆在自己认为合适的位置，并且由案主决定每个人物是在成人卡还是孩童卡里面抽取。案主在成人卡里面依次抽取了外婆、外公、奶奶、爷爷的卡片。杨老师请案主再次去感觉并确认，卡片是否在他们正确的位置时，案主又做了一些调换，并依次翻开爷爷、奶奶、外公、外婆的卡片。

杨老师："再一次去感觉你父母的情绪，当他们的父母被呈现出来以后，父母的变化是什么？他们的心情怎么样？"

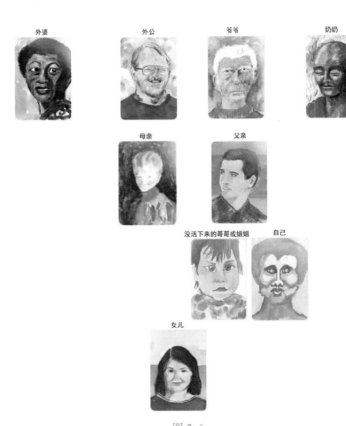

图2-6

案主："他们有一些年轻的状态，像小孩，尤其母亲的脸，变得更像小孩子了，感觉她很快乐。"

杨老师："再一次去探索自己，当爷爷奶奶、外公外婆被排出来以后，你的变化是怎样的？"

案主："看见他们就感觉有点难过，我见过我的爷爷，没见过奶奶，见过外婆，没见过外公，听别的朋友说他们的这些长辈都还活着，可我发现我的这些长辈都离我而去了，我感觉有所缺失。虽然听父母说起过奶奶和外公，他们也给我看过照片，但奶奶和外公在我心里的印象还是很模糊。"

杨老师："你接受吗，他们都离你而去了？"

案主："现在慢慢接受了，不会刻意去跟那种圆满的家庭做对比，能坦然面对他们的离开。"

杨老师："你觉得你的家庭圆满吗？"

案主："不圆满。"

杨老师："缺失的是哪些部分？"

案主："小时候，爷爷奶奶这一辈有所缺失，除了外婆。小时候我妈要上班，主要是外婆带我，我一直把外婆叫作奶奶的，所以跟外婆的联结很深，她临终前我就一直陪着她。"

杨老师："来，看看外婆的眼睛，对外婆说一句：'亲

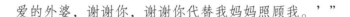

爱的外婆，谢谢你，谢谢你代替我妈妈照顾我。'"

案主朝外婆的卡片移动了一下上身，手掌合十，一边向外婆稽首，一边跟随老师向外婆表达感谢。

杨老师："去感觉一下，当外婆听到外孙对自己说这句感谢的话的时候，她的眼神和表情有什么变化？"

案主："她的眼里好似闪着泪花一样，可以看出有很多不得已。"

杨老师："所以那个泪花，你觉得是怎样一种情绪的表达？是感动吗，还是委屈、伤心？"

案主："是有些不放心吧。"

杨老师："对这个外孙不放心啊！你要怎样做，才能让外婆放心呢？"

案主："外婆迁到现在的墓地后，只要朝着那个方向，我们在十几公里以外就能看见那座山，知道外婆就在那座山上。生活、事业不太顺利的时候，就朝着外婆墓地所在的方向，默默地说几句。"

杨老师请案主看着外婆的眼睛告诉她："外婆，我今年已经 39 岁了，我是一个成年人，我可以为自己的选择负责，请您放心，请您相信您的外孙，有这个能力。"再请案主去感觉外婆是否相信自己有为自己负责的能力，去感觉外婆是否有话想回应自己。

案主跟随老师向外婆说完这些话以后，脑子里突然蹦出小时候外婆经常对他讲的那句话："别惹你妈生气。"

案主对外婆说道："外婆，你放心吧，我现在做的事，对自己、对我们家庭，都是很有帮助的，我们会越来越好的，还能帮助到更多的人。"说完这些，案主感觉到外婆对自己放心了。

杨老师："再一次回到自己的部分，看看自己的卡片，现在你看到的是怎样的眼神和表情？"

案主："眼神很有力量，好像积蓄着一股力量要朝一个方向释放出去。"

杨老师请案主闭上眼睛，同时放了一首节奏轻快的音乐，并随着音乐缓慢地做些催眠引导："你会看见你要去的方向，感觉一下，朝这个方向去，沿途你都会遇到什么？去感觉一下这个方向，是否真的是你想要的。你会看到通往你前方的道路，去感觉一下，这是一条怎样的路？是宽阔的，还是狭窄的？是泥土的、石子的、水泥的，还是沥青的？你会看到这条路的材质，你也会看到这条路上有没有阳光，有没有同行的小伙伴。在路的两旁，有任何的植物或者建筑吗？你甚至可以看到自己穿着什么样的衣服，留着什么样的发型，心情怎么样。沿着这条路一直往前，去感觉走在这条路上，身体的感觉，内在情绪的变化。去看见走在这条道路上的自己，眼神是坚定的吗？你会看得见你的目光。去感觉一下，走在这条路上自己身体的变化，内在的情绪或者脑海里闪过的念头。再一次确认，这是你想要的吗？好，现在慢慢睁开眼睛，再看看你自己这张卡片，此时此刻，当你再一次看到他的时候，身体有什么感觉，内在情绪有什么变化？"

案主一睁开眼睛，突然特别想转身，想往卡片的黄色方向走，这个黄色部分，之前他都没有关注过。案主告诉杨老师，在闭上眼睛的时候，感觉到很愉悦，好像是在雪山上，没有明确的路，但是自己一直走，一直走，感觉到有雪花会飘过来，心情很愉悦。再往上走的时候，突然感觉到前面有一片湖或者海，特别宽广，可是突然又感觉自己特别无力，但是依然能看见湖或者海如镜面般散发出来的希望之光。他立刻就被吸引了，感觉有很多光。这时候他感觉好像不论是身边还是身后都有小伙伴，大家一起哼着歌，一起往前走。因此，当案主睁开眼睛时，这个卡片上黄色的光，即刻就吸引了他。

杨老师："再一次看看你所有的家庭成员，感觉一下你的女儿，她开心吗？"

案主："刚翻开的时候觉得她不开心。我希望她胖一点，因为她特别瘦，感觉她有一些跟她年龄不太符合的成熟，或是源于压抑在内心里的一些埋怨，或是源于其他的情绪。"

杨老师："在你心里，有女儿的妈妈的位置吗？"

案主："我们曾做过和解，我觉得她的位置一直都会在。"

杨老师请案主在成人卡或者儿童卡里面抽一张代表女儿的妈妈的卡片，并给她在这个家里面找一个位置。案主在成人卡里面抽了一张卡，放在女儿卡片的左边（和女儿平行）。

杨老师："当她出现的时候，女儿有变化吗？"

案主："没有什么变化。"

杨老师："你自己呢，愿意看到她吗？"

案主："不愿意。"

杨老师把女儿、女儿的妈妈（卡片翻到背面朝上），以及没活下来的哥哥或者姐姐的位置做了一些调整，请案主在不同的位置上去感觉。

案主还是感觉女儿的妈妈在女儿卡片的左边更好，并感觉到女儿会向自己那边靠拢。（图 2-7）

案主根据自己的感觉调整卡片的位置后感觉好了一些，女儿的妈妈始终要跟着女儿走，但当下案主还不愿意看到女儿的妈妈。（图 2-8）

女儿的妈妈

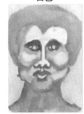

自己　　　　没活下来的哥哥或姐姐

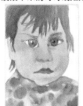

背面朝上

女儿

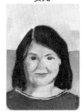

图 2-7

自己　　　　没活下来的哥哥或姐姐

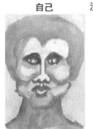

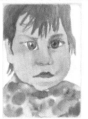

女儿的妈妈　　　女儿

背面朝上

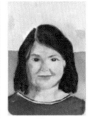

图 2-8

没活下来的哥哥或姐姐

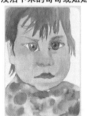

女儿的妈妈　　　女儿　　　自己

背
面
朝
上

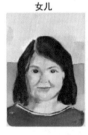
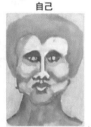

图 2-9

　　老师把案主和没活下来的哥哥或姐姐调换了一下位置，案主不能接受，将自己的卡片移到女儿卡片的右边，并告诉老师之前自己在女儿上方时，对于感情或者其他事情，会有一些掌控，可是移到和女儿平行的位置时，就感觉自己只是在陪伴着女儿。（图 2-9）

女儿的妈妈　　　女儿　　　自己　　没活下来的哥哥或姐姐

背
面
朝
上

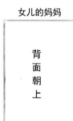
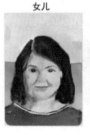
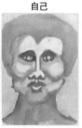
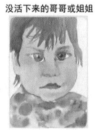

图 2-10

　　杨老师把没活下来的哥哥或姐姐移到案主右边，案主觉得很有力量，也没有了那种孤独的感觉。（图2-10）

女儿的妈妈

背
面
朝
上

自己　　没活下来的哥哥或姐姐

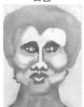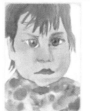

女儿

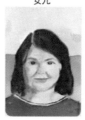

图2-11

　　杨老师把女儿移到案主和女儿妈妈的下面，案主反馈说这个位置是他之后想达到的一种状态。（图2-11）因为女儿马上12岁了，就要进入青春期了，所以希望女儿有独立的空间，希望女儿能独立地成长。案主去感受了女儿在图2-7和图2-8两个位置上的感觉，最后还是觉得图2-8的位置对女儿是最适合的。此时，案主依然不愿意打开女儿妈妈的卡片。

杨老师此时结束个案，并告诉案主："我尊重你当下的选择。女儿的妈妈的部分，依然需要去和解。虽然你说已经和解过了，可是在个案中显示，这个部分仍然是没有被接受的，我尊重你当下的呈现，其他部分都已经归位了。祝福你！"

杨力虹老师点评： ★★★

　　这个个案，表面上是事业上的不顺利与方向的迷茫，而后面则是与原生家庭及家族系统的联结出现困难，从家族祖先处得到的支持与祝福力量不够，以及在现有的核心家庭里，因为离婚而尚未和解的与前妻的关系。人的执念放下很难，因为从小在竞争环境里长大的我们始终以对错、输赢、好坏定乾坤，执着地要证明：即使分手，我也是正确的一方。这是关系里的遗憾，毕竟，从未有真正赢的一方，关系只有两种结局：双输，或者双赢。不管怎样，从失败的关系里生出智慧，才是关系曾经存在的意义所在。

　　无论如何，生命困境的破旧包装里都装着闪亮的宝贵资源与大礼，勇敢地打开它，便有了崭新的可能。

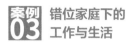

错位家庭下的工作与生活

案主是刚进入心理疗愈领域的咨询师，是妻子和母亲，也是儿媳与女儿。在工作与家庭生活之间她始终找不到平衡与自由，经常在外出学习、工作时充满了对家人的内疚，也常常自责。内在复杂纠结的情绪经常让她愁容满面，两个场域里的自我冲突也让她无所适从。在安心正念意向图卡师资班里，她来面对困扰，寻求解决方案。

"你的议题是什么？"

"我不知道，一片混乱。"

"闭上眼睛，当下脑海里闪过最重要的两个词是什么？"

"工作和家庭吧。"

我们的议题可能不止一种，各种各样问题的出现，最终汇聚成一个令人烦恼的大困扰。

杨老师让案主在"安心正念·人像卡"中抽取两张，分别代表家庭和工作中的自己，并与之联结。让其抽取代表

家庭的卡，把卡放入提前摆放好的线圈当中。（图2-12）

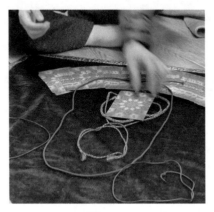

图 2-12

请案主站起来感受一下图卡所在的位置，问其身体的感觉和情绪的变化。

案主回答："平静。"

坐下后，案主分别抽取两张，一张代表其老公，一张代表孩子。

老公的图卡放了自己图卡的旁边，孩子的图卡放在了自己和老公图卡的前方。

案主翻开自己的图卡（图2-13），看了说是小孩。

杨老师问："在那个位置，你感觉到了什么？"

案主回答："感觉挺安全的。"

案主随后补充："有人在护着她。"

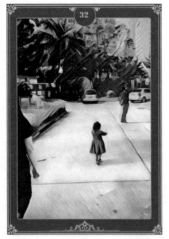

图 2-13

接着让其翻开代表老公的图卡。（图2-14）

看到了一位老人。杨老师问："看到这个老人，感觉她与你老公有什么关系吗？"

案主答："像他妈妈。"

老师让其站起来，在老公的位置体验一下在线圈里的老公是什么感觉。（角色换位）并感受下这个位置上的老公的感觉是怎么样的。

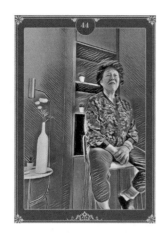

图 2-14

案主答："头有点涨，有点晕。"

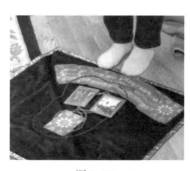

图 2-15

老师追问："他能感觉到老婆和孩子吗？"回答："没有感觉，感觉不到任何人。"

老师又问道："刚才有提到老公的妈妈。他在这个位置上还能感觉到他妈妈吗？身体有什么感觉吗？"回答："胸口有点堵，想到妈妈的时候头部的胀痛感没有了。"

老师问："再次感觉一下，老公内在的情绪是怎样的？

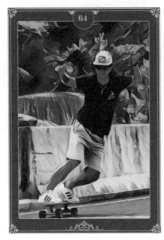

图 2-16

能感觉到老婆和孩子吗？"

案主答："胸口还是不舒服，好似梗住了，确实感觉不到老婆和孩子。"

老师让案主回到座位上，翻开孩子这张图卡（图 2-16）并感觉一下。

案主答："挺好的。"老师让其再次站起来，在孩子的位置尝试去联结，看能否联结到父母。（角色换位）

案主说，孩子总想着妈妈，和父亲的联结很微弱，并且有一点头晕。

老师随即问案主，头晕的感觉和刚才站在老公图卡位置时头晕的感觉一样吗？

案主答："不一样。"

老师再次请案主回到座位上。在原有线圈的基础上又

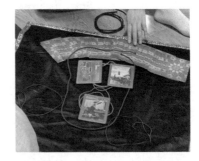

图 2-17

加入一个代表"事业"的线圈，随后让案主抽出一张代表事业的图卡放在线圈上。（图2-17）

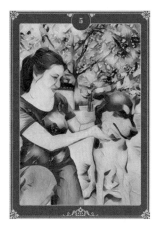

问案主，看到图卡（图2-18），感觉工作上的自己怎么样？

案主回答，很开心，很温暖。

图 2-18

老师请案主来到图卡所在的位置去体验下。案主的感受是胸口有点梗塞。老师问，这种梗和刚才站在老公位置上的那种胸口梗是一样的还是不一样的？

案主回答道："这种梗是不一样的，是胸口上下不通畅的那种梗。"

老师问案主站在这里有什么情绪吗？闭上

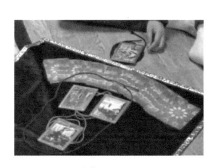

图 2-19

眼睛感受的案主，过了良久回答道："并没有之前看到的那么开心和温暖了，很平静、平淡，感觉也不过如此。"

老师请案主站在此刻工作的位置上看看家庭里的自

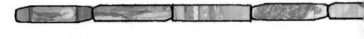

己，是什么感觉，有没有什么想表达。

案主说："她要长大！"

老师做了图卡调整，把代表老公和她自己的图卡移动到孩子图卡的上方，把代表孩子的图卡移到了父母的下方。（图2-20）请案主再次感觉下。

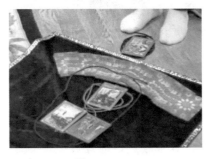

图2-20

案主回答道："感觉胸不梗了，通顺了。"

"是的，这才是你的位置。"老师说道。（家排归位）

夫妻两人站在了孩子的位置，孩子站在了大人的位置，这是一个很典型的家庭关系错位。

老师再一次请案主站在工作的地方看看自己。

案主摸了下胸腔及腹部回答道："现在很舒服了。"

请案主站在家庭里自己的位置看看工作中的自己，她感觉也轻松很多。

老师问到这是你想要的吗？案主的回应是："是我想要的，应该是我想要的。"

老师指着图卡对案主说，有一条路径是可以从家庭到工作场域，也可以从工作场域到家庭，你会怎么走？如何

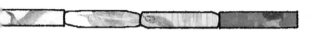

走向工作，如何回到家庭？听从自己的身体，感觉下移动如何发生？

案主缓慢且有力地走向工作，并感到越发地轻松。老师说道，当你工作完成后，是可以回到家庭场域的，自己找出那条路来，就可以在工作和家庭两个场域来回地切换，需要工作了，可以去工作，需要回家了，可以再回来。

案主再次移动，走向家庭场域的自己。感觉更舒服了，可以感觉到老公，也可以感觉到孩子。

老师请案主在家庭和工作的场域里多走几遍，并说道："你可以掌握的，想回家的时候可以回家，需要工作了可以去工作，主动权在你手上，你是自由的。"

案主来回在家庭和工作的两个场域行走了几遍之后说道，看到孩子很安心，不管是在家庭还是工作里，都很轻松、开心。

老师问道："关于工作和家庭的问题，找到答案了吗？"

案主答："找到了！"

之前身体胸口位置的梗，明显是家庭关系错位引起的。各归其位，身体自然舒服很多，所面临的问题也不再是问题。

案主最后说道："只要位置站对了，很多事情也就顺利了。"

个案结束。

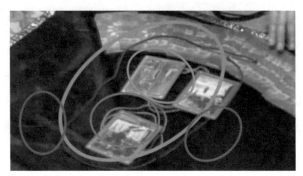

图 2-21

图中线圈说明

蓝色：亲子关系范围　　橙色：夫妻亲密

绿色：孩子　　　　　　红色：各自原生家庭

杨力虹老师点评：　　　　　　　　　　　　　　★ ★ ★

　　在家庭里父母到了孩子的位置，孩子到了父母的位置，就会是一个很大的颠倒、错位，就会有各种各样的问题、困惑出现，这种现象在中国并非少数。父母如果纠缠在各自的原生家庭系统里，作为夫妻的亲密关系场域里便空无一人，孩子就会错位到这个场域。而孩子，是根本扛不动属于父母的命运的，于是，孩子通常便会以身心症状来表达归位的需求。父母如果在心理层次上尚未长大成人，也可能出现孩子错位的状况，错位、失序、失衡、纠缠、耗损的关系，都会让人身心疲惫，无所适从。如果再加上事业这个场域，那就更加没有头绪，身体也经常会出现症状来传达提醒信息。只有关系顺了，自己愿意长大成人，站到自己本来的位置上，承担自己的命运，一切才能迎刃而解。在个案里，我切换了好几次家庭与事业的场域，让案主在流动中内心松动，直到可以轻松地自由切换，在两个场域里都安适自在，舒服开心地做自己。

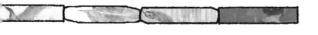

案例 04 竞争对手是 我们内心的一面镜子

> 案主是一名从服装业老板转型的催眠疗愈师，他曾经上过不少老师的内在成长课。十多年来，在自我成长的路上，在助人工作领域，他常常感觉到竞争的压力，同时也常看见自己内在退缩的部分。在"安心正念艺术整合疗愈大师班"上，他被抽中成为个案案主，于是开启了这次潜意识内在探索之旅。

竞争

请案主从小人偶中挑选一个代表自己，案主选择了绿色的小人偶。询问案主竞争的对象是人还是物，案主表达是人，并用一个黄色的小人偶代表竞争。

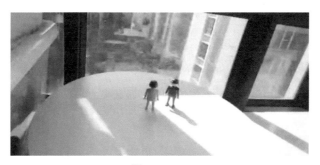

图 2-22

案主将"竞争"放置于主场（中间）位置，"自己"放置于旁边。（图 2-22）

杨老师："此刻你感觉一下自己的目光是朝向哪里？"

案主："余光朝向'竞争'，主目光朝向前面的舞台。"（此时老师加入舞台的代表）

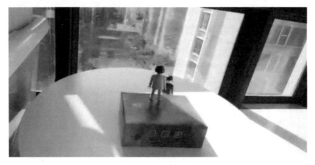

图 2-23

加入舞台代表后，案主调整了人偶的位置，将"竞争"放置于舞台上，"自己"则在下方看着舞台上的"竞争"。（图 2-23）

邀请案主抽两张人像卡，一张代表"自己"的内在状态，（图 2-24）一张代表"竞争"的内在状态。（图 2-25）

案主描述看到了一个婴儿躺在被子里，脑袋很大。

杨老师："当你看到他时，你身体的感觉是什么？"

案主："想到了'巨婴'，心脏部分有些沉重，面容却是笑着的。"

杨老师："去感觉一下这个笑是逃避呢，还是发自内心的开心？"

案主："是一种懂得（懂得自己的状态）和看见（能够看见身上难受的部分）的笑。"

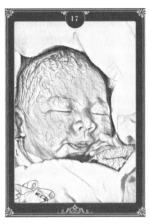

图 2-24 代表"自己"内在状态的人像卡

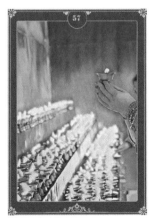

图 2-25 代表"竞争"内在状态的卡

杨老师："看到这张卡，你身体的感受如何？"

案主："沉重和压抑。"

杨老师："我很好奇，刚才你看到婴儿那种图卡时不舒服的感觉，现在是更多还是更少了？"

案主："更多。"

杨老师："现在当你再次看向舞台上的'竞争'的时候，你

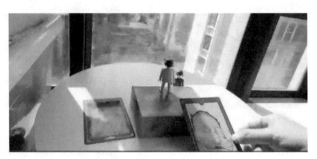

图 2-26

有什么新的发现吗？"

案主："有一个发现，当我看到别人站在舞台中央光芒四射的时候，我会有一些不好的感觉。另一个发现是，这并不重要，只要开心就好，不管选择什么方式，自己开心就好。同时又感觉到别人的阴影覆盖着我，我想让自己安顿下来，却又有很多投射和渴望让自己无法安顿。虽然我有很多理论、道理，但是我内心似乎无法跟这些理论真正地和解。"

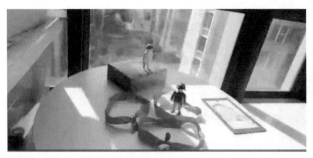

图 2-27

此时杨老师加入四个圈,并让案主感觉他在哪个圈里面。案主选择了一个在场域中光线比较明亮的圈。(图2-27)

杨老师:"当你站在这个圈里面,你身体有什么感觉?"

案主:"我知道这个圈代表什么,但是只要有光亮,我就会感觉到轻盈。"

杨老师请案主站起来,想象自己就站在圈里,用身体去感觉。案主表达感觉身体是比较轻松的,觉得不管站在哪个圈里,只要有光,他感觉都是轻松的。

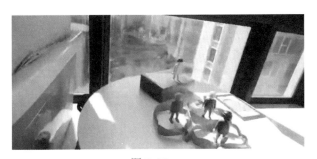

图 2-28

老师加入父亲家族、母亲家族两个人偶代表,将三个人偶各自放在一个圈里。(图2-28)案主表达现在在这个位置感觉到舒适,有暖意,没有了之前不舒服的感觉。

老师继续加入一个小孩人偶代表"婴儿"图卡的部分,将其放置在"自己"前面。(图2-29)加入这个代表后,

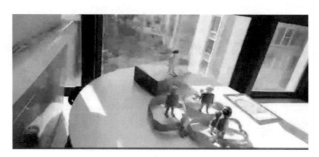

图 2-29

案主打了个嗝，感到胸口微堵。此时请案主做一个九十度鞠躬的动作，并表达："是的，就是这样。"

鞠躬后，案主感觉堵的部分疏通了一些。再次请案主鞠躬，表达："谢谢，谢谢你们给了我生命，这是最宝贵的，其余的我自己来。"

完成动作后案主感觉自己高大了许多，双脚支撑在地上，有冲入云霄的感觉，有乐山大佛般浑厚高大的感觉。

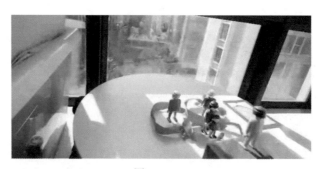

图 2-30

老师调整人偶的位置，让自己和"婴儿"面对舞台和竞争对手。（图2-30）案主表达觉得舞台和竞争对手依然很棒，而自己也能够随喜和祝福。

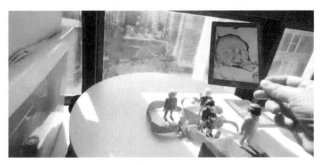

图 2-31

请案主再次看之前的"婴儿"图卡，看看有什么新的发现。

案主表示还是很喜欢他调皮和耍赖的部分。

请案主听一首音乐，同时感觉一下在音乐声中，他会朝向哪里移动。老师加入了新的代表（图2-32）。

案主说会朝向前面的舞台，同时看到自己孩童的部分在舞台上跑来跑去，自己成人的部分在一旁看着，自己很开心。

杨老师："从这个角度看你的竞争对手，你感觉到了什么？"

案主："看到孩子的部分多一点。"

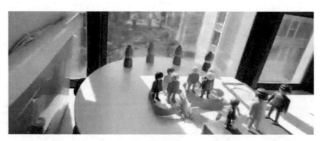

图 2-32

请案主从后面的四种力量原型代表中挑选一个支持自己。案主选择了一个黄色的力量代表。在音乐的流动中，案主也产生了新的移动，站到了舞台中央，面向前方。

邀请案主面对竞争对手表达："谢谢你，因为有你的存在，我才更努力。"

同时案主也感受到竞争对手在回应自己："舞台很大，大家都可以表演。"

案主继续表达："也许你并不是我的竞争对手，那只是一个假设，无论如何，我要谢谢你。"

杨老师："是的，那就是你的一面镜子。"

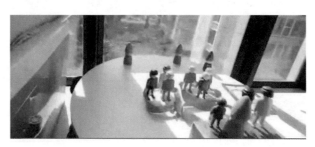

图 2-33

再次播放音乐，请案主想象自己站在舞台上，并随着音乐，让身体自由流动。

杨老师："让内在孩童跟着你一起舞动，累的时候，允许自己歇一歇；精力充沛的时候，允许自己再次出发。允许自己是完全自由的。"

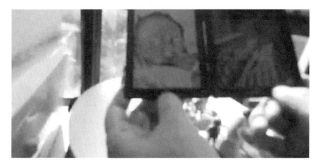

图 2-34

再次看回图卡的时候，案主多了更多的觉察，觉得"巨婴"这张图卡有了更多活泼、调皮的感觉，觉得想让"婴儿"改变就改变，不想改变就不改变，不论怎样都很棒。面对另一张图卡时也多了感激和接纳。

请案主对自己表达："我可以的，我值得。"案主感觉到身体有力量升起，跟着血液流淌，还有不羁、从容等能量在流动。

个案结束。

杨力虹老师点评：　　　　　　　　　　　★ ★ ★

　　本个案是在线上进行的，用了人偶家排、图卡、舞动、音乐、催眠等整合疗愈方式。从案主在台下看"竞争对手"站在舞台中央表演开始，一步步完成与原生家庭的和解、告别，拥抱自己的内在孩童，找到并联结成长资源。最终登上舞台，从舞台的边缘移动到中央，与竞争对手和解，表达出自己的天赋才华，在雄鹰的音乐声中，展翅翱翔。在此过程中，我加了重要的催眠引导："你累时，允许自己休息；下雨时，你可以躲；狂风时，你可以歇；待天气晴朗，精力充沛时，你可以再重新出发。"这些引导语对案主来说，是一个很好的内在松动，因为他选的资源——战士原型，喜欢用意志力，易过于阳刚，阴的力量如果可以发展出来，会达到一个很好的内在平衡。案主既可以在行动中实现自我价值，又可以有柔软流动的自由，这便是一个身心整合平衡的健康状态。

　　祝福案主心遂所愿，所愿皆成！

　　舞台很大，你也可以尽情演出自己的人生剧本！

案例 05　OH 卡智慧　探寻生命之旅

　　今世生命旅程的目标和意义是什么？这是一个深刻的课题，芸芸众生尽其一生的时光去经历、体验、总结、反省、领悟。珊珊就是其中一位，她用 OH 卡感受到自己神奇的变化

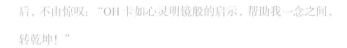

后，不由惊叹："OH卡如心灵明镜般的启示，帮助我一念之间，转乾坤！"

珊珊怀着一颗尊敬、谦卑、虔诚的心，用 OH 卡去探寻自己的生命意义。她凭直觉抽出一张孩童卡代表"我"，抽出的另外四张 OH 卡图卡，依次代表"资源和贵人""违缘与障碍""解决方式""生命的目标和意义"。这五个命题仿佛令人看见了一幅生命画卷在眼前展开，OH 卡好似已经清晰呈现今世的使命和意义。她不禁再次惊叹 OH 卡的神奇和美妙！

珊珊看到代表"我"的内在孩童卡（图 2-35 卡 1），通过与图卡上的孩子对话，珊珊遇到了自己的内在孩童，她听到了内在孩童对自己说："我原本是一个快乐的孩子，带着微笑来到这个世界，开始了我今世的生命旅程。"

经由第二张 OH 卡与潜意识对话（图 2-35 卡 2），珊珊觉察到"学无止境"是她的资源和贵人。

在这人世间，因家族的命运和际遇的变迁，她遭遇到了许多困难和障碍（图 2-35 卡 3），如与父亲、姐姐的生死离别，与前夫的离异和与儿子的骨肉分离，与事业合作伙伴的竞争，与丈夫为了事业异地分离等，一路上恐惧、

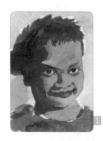 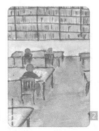 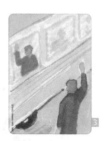

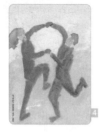 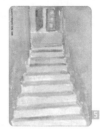

图 2-35

指责、抱怨等无法理清的纠结情绪此起彼伏。但危机也是个人成长的沃土，正是缘于这些苦难的磨炼，她开始踏上身心灵疗愈的学习之路。通过学习，她穿越生命的重重障碍，不断唤醒内在的生命潜能，创造属于自己的生命实相。

随着对潜意识的深入探索，珊珊洞悉到自己的生命实相越来越清晰可见，她看见自己一直背负着父亲、母亲、姐姐的命运，因而让自己的生命不堪重负，迷失了自己。如今她臣服、接受家族里曾经发生过的事情，尊重父亲、母亲、姐姐的命运，将他们的命运交还给他们。现在是与他们挥手告别，目送他们离开的时候了。她的灵性小屋从此恢复了属于自己的生命色彩与宁静。

代表"解决方式或途径"的第四张 OH 卡图卡（图 2-35 卡 4），意味着从今天开始，她终于可以拥有属于自己的命运，与丈夫一起谱写爱情故事。在这个春天里，两人开始携手共舞，自由自在随着生命舞曲翩翩起舞。

在与最后这张 OH 图卡的对话过程中（图 2-35 卡 5），珊珊看见了一幅神奇、美妙的画面：身心灵，灵性世界的大门已经向她敞开，里面透出了温暖的爱之光，直觉呈现的内在世界的灵犀地图已经展开，指引她内观找回迷路的内在孩童，带她回家，与身体整合合一。这一生她将拾级而上，向这个世界走去，寻找爱与光明，因为那里是她生命之爱的源头！

此时，珊珊结合"OH 卡心灵明镜工作坊"课程上关于"工作—事业—志业"练习中抽取到的那张代表代表"志业"的 OH 卡图卡（图 2-36 卡 6）启示自己："人生如戏梦，自己看到的各种悲欢离合的场景和人物角色终究是在戏里，随着幕起幕落，经历出戏入戏，不要

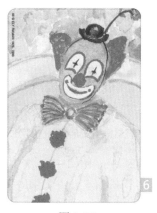

图 2-36

执着于某个场景或某个角色，让自己卡在其中。企图控制剧情的发展，反而会让自己失去生命自由。"

她刹那间顿悟："原来，我今世的功课是在这场生命游戏里学习持续修行一颗出离心，入戏的每个当下享受剧情，出戏的时刻不执着于熟悉的场景和角色，从容抽离。"

杨力虹老师点评： ★★★

在我的学员或者案主的个案中，最多被提及的探索主题是：此生，我为何而来？因为这个缘起，有了 OH 卡课程里的生命之旅探索，用 OH 卡结合音乐、舞动、绘画、颂钵等治疗方式，让学员们得到生命的答案，让学员们在生命之旅中更加坚强、自信、笃定地朝向未来。当然，在我的其他工作坊或个案里，我也会用到催眠、冥想等方式来探索终极意义等课题，这些探索可以帮助我们在更广阔的时空背景里了知生命真相，找到当下经验的意义与价值。

让有缘人踏上回到内心之家的路，始终是我的发心。

疗愈师最高的境界是臻于化境，心为本，无招胜有招，最好的疗愈效果就是疗愈师的存在状态本身，疗愈师所在的生命维度决定了案主能够到达的状态。人格完整、身心和谐的疗愈师才能让案主在信任与安全里，获得疗愈、整合、蜕变。

第三章

接受父母本来的样子

与原生家庭、家族和解

> 父母带给你生命，你经由他们来到人间。这是你此生能收到的最宝贵的礼物了。珍惜它，传承它；还是漠视它，毁掉它？由你决定。同时，你也必须为自己的选择负责。这就是人间的游戏规则。
>
> ——杨力虹

很多人，因为自己童年时期的某些经历，或者父母当时的处理方式给自己造成了伤害，于是把自己"不幸的童年"深藏入潜意识里，对父母产生了对峙、抗拒甚至是仇恨的情绪。如：出生后被父母送到奶奶家抚养，你会认为父母讨厌你；小时候与哥哥发生争执，妈妈大声训斥你，你会认为她偏袒男孩，你恨自己身为女孩；某次考试成绩不理想，父亲将你的试卷撕掉，甚至暴打你一顿，你会认为他不爱你……

不管父母为你做了什么事情，都是在他们当时那个状况之下，他们所做出的选择与安排。

当一个人能够从童年"受害者"的角色里脱离，把生命放到更大的背景下，去看见那些"不幸"都会成为今天的自己的宝贵财富与资源，去看见造成自己"不幸"的父母，他们也并非想成为那样伤害、破坏你童年的人，那些"畸形教育"并非他们蓄意而为，只是他们也没有学会爱，也不知道如何去表达。甚至他们当初那样让你"不幸"，内在动机居然是源于爱与保护…… 这样，我们就能够剪断和父母之间仍然联结着的心理脐带，尊重父母的命运，放下对他们的怨恨，理解他们的局限，接纳他们本来的样子。同时，为自己的生命负责，勇于承担自己的命运。

老子曰："夫物芸芸，各复归其根。归根曰静，静曰复命。"宇宙间万物的本质都是能量的相互作用，每个人来到人间，都是经由父母而来，本身就带着父母的能量。父母是生命的源头，如果记恨父母，就无法与自己生命源头联结，无法归根寻静，不能快乐心安。

也许你感觉自己的父母不如其他人的父母那么完美、贴心，然而对你来说，他们给予你生命，这已是今生最大的礼物。他们是最恰当的父母，你愈能够接受他们，那么自己愈能够与这爱的源头和睦相处；愈能够爱他们，你的内在愈会因为充满爱的流动而吸引外在的美好能量。

OH卡也可以被运用于觉察与原生家庭关系的练习中。

【示例牌阵】你—我—他/她

每一组OH卡代表一位家庭成员，以你的心灵之眼去

体会他们的内心世界，觉察自己与家庭成员的关联。可以
将你所了解的家庭故事或曾发生的特殊事件（如：夭折、
早逝、被领养、私生子、离婚、流产堕胎、犯罪事件、自
杀、暴力、遗产分配不均、不当得利等），标注在每位家
庭成员旁边，然后去跟每一个人做 15 秒的联结，逐一在
心里给每个人留一个位置并祝福他们。与整个家庭系统联
结，你会越来越强烈地感受到来自家族系统动力的支持。
（图 3-1）

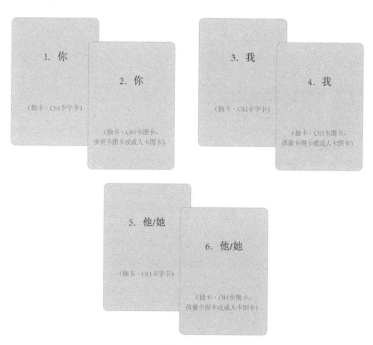

图 3-1

1. 抽取一张 OH 卡字卡和一张 OH 卡图卡（或孩童卡图卡、成人卡图卡）作为一组，代表家庭中的一位成员。

2. 抽取一组 OH 卡代表自己。

3. 继续抽取一组 OH 卡代表家庭中的其他成员。可以根据成员人数依次抽取下去，每一组 OH 卡代表一位家庭成员。

4. 按照自己的直觉将以上这几组 OH 卡进行位置排列，摆放在自己认为最合适的位置。通过 OH 卡的联想，与潜意识对话，呈现自己与家庭成员的关系，检视这样的家庭系统排列对自己的影响。

案例06 疗愈跟妈妈的关系，就是疗愈跟所有人的关系

羽霓，一个用冷漠、刚强包裹外表，内心却敏感脆弱的女人。8 岁那年，她的妹妹出生以后，爸妈将她送到奶奶家，她感觉到家里的欢笑里从此没有她了。那些只属于爸妈和妹妹三人之间快乐的场景，让她成了一个被世界遗忘的可怜孤儿。羽霓对爸妈和妹妹的"恨"让她一直挣扎在与原生家庭的关系冲突中，她选择走进各种身心灵工作坊寻求解脱痛苦之道。

某次工作坊活动中，羽霓对那些热情上台分享奇迹以及争当班委的同学不屑一顾。她知道，她又陷入了如同原生家庭里的情景。自从妹妹出生以后，家里的欢笑声中就没有她了，那是爸妈和妹妹三人之间快乐的场景，而她只是一个被世界遗忘了的、可怜的孤儿。

在工作坊的最后一天，羽霓实在不喜欢跟那些"小我"非常强烈的人一起去吃饭，她们很喜欢评判饭菜和餐馆，一副公主般骄傲的样子。羽霓心想，不就是吃顿饭嘛，用得着装成这个样子吗？估计在家里连馒头咸菜都吃得津津有味吧。羽霓买了一桶方便面，准备在教室里用餐。面泡好了，她开始吃的时候，进来了两位同学，请她帮忙把房卡交给主办方，因为她们下午1点之前必须退房。羽霓虽然不太好意思拒绝她们，但心里是不愿意管的，因为她只想一个人待着。刚好另一位同学接着问了一句："请问，你叫什么名字？" 她心里的厌恶感马上提升到了顶点，随即拒绝了帮助她们，并告诉她们："我并不想管这件事，请你们自己解决房卡的问题。"话说出口，羽霓其实眼泪已经快流出来了。因为她觉得自己已经够可怜的了，她没有办法进入到集体这个环境，只是一个被世界冷落惯了的小孩。那位同学立刻解释，问她名字不是不信任她，只是想与她亲近……

可是羽霓已经决定不管这件事了。在两位同学离开后，她的心里非常不舒服。这种不舒服，已经到了她需要进行自我疗愈的标准线了。于是，羽霓拿出背包里的 OH 卡，抽取代表"你、我、他/她"的图卡，呈现如下：

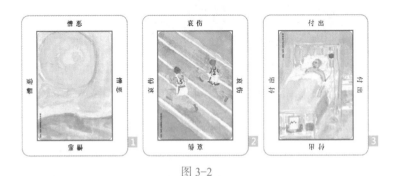

图 3-2

第一张 OH 卡字卡是"憎恶"，在对应的图卡中（图3-2卡1），羽霓看到了一碗鸡蛋羹，那是妹妹小时候吃的。当时羽霓已经 8 岁了，没有这个待遇了，于是每一次奶奶从锅里端出这一碗金灿灿的、飘着油花的鸡蛋羹，她就觉得好吃极了。奶奶仁慈，但她也只能吃一小口。于是，小小的人儿就眼巴巴地看着妹妹一大口一大口地吃着好吃的鸡蛋羹。羽霓内心充满憎恨。也许是憎恨妹妹，如果没有她，这碗就是自己的；也许是憎恨爸妈，如果他们不选择要二胎，这碗同样是自己的；更多的是憎恨自己，为什么自己这么倒霉，为什么自己要馋！

第二张字卡是"哀伤"，在 OH 卡图卡中（图 3-2 卡 2），羽霓说自己是那个穿蓝色衣服的人，拼命地迈着大步子向前跑，可依然追不上那个看起来并没有太用力的红衣人。自己跑得好累，无论怎么想赶超妹妹在爸妈心里的位置，感觉自己都做不到。哀从心起，她一直在拼命地努力，直到有一天，羽霓选择再也不需要爸妈的爱和肯定，死死把他们抵在门外。她去外地上学，去公司住，就是因为不想见他们。那个"蓝衣服"的自己，并没有看前方，头是歪向一边的，如此地心不在焉，是假装不在乎成绩吗？假装不需要爸妈的爱吗？羽霓知道，那是一种自欺欺人。再看"红衣服"的妹妹，她虽然跑得比自己快，可她的脸是朝向自己的，同时还大声喊着："姐姐，加油啊！"看到了这里，羽霓泪湿了眼眶："妹妹，我的好妹妹，姐姐一直都误会你了，你给我的爱，比我给你的要多太多了。而我总是那么自私，总是认为是你夺走了我的爱。"自此，心中对妹妹只有血浓于水的亲切和浓厚的亲情。

第三张字卡是"付出"，羽霓看了一会儿对应的 OH 卡图卡（图 3-2 卡 3），实在不明白。付出？自己要去付出，还是那个病床上的人需要自己的付出？祈请潜意识的引领，羽霓再次跟图卡联结，越看图卡越像是她的妈妈，妈妈怎么会躺在病床上呢？还输着血。妈妈怎么了？妈妈要死了？她处于生命的垂危状态？"不！妈妈！你不要走，妈妈，我爱你，你不要离开我！"眼泪随即洒落了下来，重重地滴在瑜伽毯上。妈妈一辈子就只有自己和妹妹两个孩子，她已经付出了很多很多。她要照顾孩子们的吃穿，孩子们痛苦时，她要跟着操心，无论是孩子们的工作，还是孩子们结婚、生子、生活、生病，妈妈都跟着操心。原来妈妈如此爱自己，而自己却一直赌气，非要让爸妈变成自己希望的那个样子，他们做不到，自己就生他们的气，总是不回家，面对他们常是冷漠且蛮横的。看着病床上，也许就要永远离开自己的妈妈，羽霓想以后可能都不会再有一个人可以像她这样地包容自己、爱自己，可以无条件地帮助自己。羽霓对妈妈所有的恨，也许是因为小时候妈妈经常打自己，抑或经常骂自己，甚至会指派自己干很多家务。但在眼前这一刻，这些统统都不重要了，羽霓只是想让妈妈活着。"妈妈！你不要死！不要让我看不到你！"那种深深的依恋，那种母女之情顷刻间迸发了出来。这时，羽霓已经明白了，妈妈在她心里有多么重要。眼泪早已像断了线的珠子，噼里啪啦地往下掉，这是迟来的告白。幸好，羽霓借助OH卡提前看到了这一幕，否则，真的要到失去时，才知道珍惜。

OH卡自我疗愈做完了，羽霓又狠狠地哭了一场。当之前那位让羽霓帮助交房卡的同学回来时，羽霓请她过来坐坐，并把这个过程讲给她听。于是，在这个机缘下，那位同学请羽霓也帮她做一个 OH 卡个案，又一次深刻的疗愈再次发生。让眼泪流吧，跟我们的潜意识好好地拥抱一下吧，它可能已经等了好久好久。

回到教室，羽霓再看那些工作坊中上台分享的同学，心中已经没有那种被孤立的感受了，她第一次主动跟主办方的老师要了微信，跟很多同学留了联系方式。羽霓知道，当下，自己的心已经因为接纳了妈妈，而接纳了自己，更接纳了这个世界。

母亲，是所有关系的源头，跟母亲的关系是所有关系的母体。前些日子，羽霓疗愈了跟爸爸的关系。当时她也是泪如雨下，父亲是金钱事业的源头。OH 卡对内心的疗愈很深很深，你想面对多少，OH 卡带来的疗效就有多深。有时候这个疗愈就是顷刻间发生的，碰触到真正的潜意识，看到那些信念，看到真相，我们就会越来越轻松。

亲爱的，你是否也卡在某个状态中无法动弹，不知道路在何方，也许 OH 卡这个媒介可以助你一臂之力，通过它你可能就会看到心中不一样的风景。

杨力虹老师点评: ★ ★ ★

　　海灵格说，没有母亲，就没有事业；没有母亲，就没有金钱；没有母亲，就没有亲密关系……意思是说，带给我们生命的母亲，如果我们不能接受她，那等于我们拒绝了全世界。

　　如果我们身陷于"受害者"的角色里顾影自怜，那我们除了看世界不顺眼，处处与人为敌外，我们还会遭受情绪困扰、事业受挫、金钱远离、亲密关系无法建立或者情感破裂等违缘。当我们真正地看见那个受伤的内在孩童，给他允诺，给他关注与肯定，给他呵护，带着他一起慢慢长大，你会发现以成年人角度来看待当年的事件，角度就会完全不同。去尊重、臣服、接纳时，你会看清：当年父母做的，是最恰当的决定。正如，对你而言，他们是最恰当的父母一样。

 案例 07 亲爱的爸爸，我救不了你

　　芸到东天目山的自在家园来做个案前，犹豫反复了五六次。她的自述表是这样描述的：身体没病，但焦躁，心慌得睡不着。自己已经压抑到了感受不到喜怒哀乐的程度，身心完全空了，呼吸都喘不过气来，希望恢复情绪，希望感受到自己的情感……芸见到杨力虹老师时，描述自己的过往：我有很深的抗拒情绪，有死也不愿改变的想法，而且强烈压制自己不去感受，并且觉也许是芸还没准备好打开潜意识里那个"安全"的暗室，因为打开的时候，光透进来的同时，也极可能意味着有伤害降临。对未知的恐惧，对改变的不确定，常会让她犹豫不决。看见芸的犹豫，杨力虹老师给她建议，如果没有准备好，那就等机缘成熟再来，不迟。

两天后，她来了，她说不想再继续玩了，想从受害者的角色里出离。她从广东一个海滨城市来，带来的是满脑子的身心灵术语、知识、名相、著作段落，还有其他疗愈师给她的"重度抑郁症"标签。

芸在自在家园的个案如期进行。杨老师先让她躺在地上做半小时的颂钵疗愈，清理积压已久的情绪。因为不是她抗拒的催眠，所以她很快自然呈现出冥想状态，看见父母影像，情绪开始释放，从无声地捶打地板，到越来越大声地痛哭、大吼大叫……这个过程持续了四十多分钟，依次出现了愤怒、悲伤、歇斯底里等积压已久的原生情绪。

这个环节结束后，杨老师用了空椅疗法，让芸继续释放情绪，用家排里的关键词句跟父母，尤其是母亲的命运和解。一开始，她一直在指责父母："为什么你们不要我？天天只知道打架、吵架，从来不管我和弟弟！"

芸叙述着她原生家庭里父亲的错误："我父亲长年酗酒，喝醉酒就发酒疯，打妈妈和我们。平日里他也是脾气暴躁，几乎每天都和妈妈吵架，甚至暴力殴打妈妈。妈妈已经完全不想跟他过下去了，可是父亲还是不肯离婚。目前妈妈、弟弟和我都住在沿海城市，父亲独自在老家多年，

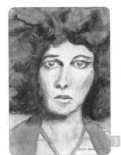

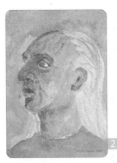
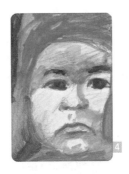
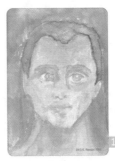

图 3-3

我们全家都不喜欢和父亲在一起，我也不想和他在一起。"

　　杨老师用 OH 卡心灵图卡中的成年人卡让芸做家族系统排列，她始终把自己（图 3-3 卡 1）的位置放于父母（图 3-3 卡 2/卡 3）中间，她说要保护妈妈，不让爸爸靠妈妈太近，不让爸爸打妈妈，她的心中充满对父亲的怨恨。当代表自己内在孩童的那张图卡（图 3-3 卡 4）被抽出来时，她又一次痛哭，她看见了 8 岁时的自己，在深更半夜，领着弟弟去敲爷爷奶奶的门，请求留宿，因为当时家中的父母正在忙着打架。她清楚地看见那个受伤的内在孩童的表情，体会到当时自己不被父母关注、照顾、呵护的绝望与痛苦。

　　杨力虹老师引导芸继续用 OH 卡探索要面对的问题，她选出了"疲惫"这张 OH 卡字卡，然后凭直觉抽出 OH 卡图卡相对应（图 3-4 卡 5）。当这张图卡出现在她眼前时，她感觉到身体的无力与沉重，想要挣扎、呼救的状态又重新出现。

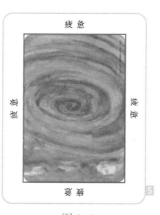

图 3-4

　　问："你在画面中吗？"

　　答："我好像在旋涡中。"

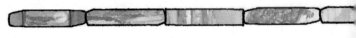

问："如果这世界上有一个人能够救你出旋涡，那个人会是谁？"

答："爸爸。"

芸停了五秒左右，她突然有个领悟："我看见旋涡中的是我爸爸，他深陷自己的命运旋涡中，他无力摆脱，他快要淹死了。我想救他，可是，我没力气，没办法……其实，长大后的我，除了对父亲的恨，更多的是可怜，心中也常有愧疚感。"

杨老师让她将放在父母中间的图卡往下移动，与父母相对。

问："你在这个位置，感觉如何？"

答："感觉到轻松好多，肩膀也松开了。"

杨老师引导她再一次跟父母相对，请求母亲："亲爱的妈妈，请允许我像爱您一样爱爸爸。"告诉父亲："亲爱的爸爸，我救不了您，您是大的，我是小的，我只是个孩子，我相信你们能处理好自己的问题。感谢你们给了我生命，我身上流着你们的血液！对我来说，你们是最恰当的父母……"

在整个引导过程里，芸清楚地看见自己用生病、两年不工作、不交男友等方式在报复父母。杨老师引导她以长大后的眼光来看待过往，来理解父母的局限。

当芸把父母的命运交还给他们后，她看见父母背后的祖先们，向他们介绍自己，请他们祝福自己健康幸福地活下去，用养育后代、自助助人的方式把他们的爱传下去。这种跟生命之根的联结，对命运的臣服与尊重，让芸找回了自己内在的力量。

个案完成后，芸可以自如地去感觉事物了，杨老师请她喝山上的野生绿茶，她微笑着说："原来，梅家头的绿茶是甜的。"

杨力虹老师点评：　　　　　　　　　　　★ ★ ★

动物应对危险的方式通常有三种：打斗、逃跑、冻结（麻木）。有时候，麻木是自我保护的一种最恰当的手段，它会让我们感受不到痛，当然，也不会感受到乐。只是，要记得及时"解冻"。

当你长大成人，当你可以用不同的眼光来重新看待过往，当你拥有一颗可以同理、包容别人的心。千年暗室，一灯即明。是啊，就像生命，到达了不同阶段，以前认为不堪的苦，早已经化为绵长的甜。只要，你肯转动这颗心，只要，你不再在受害者与拯救者的游戏里辗转往复。

当一个人可以脱离加害者 — 受害者 — 拯救者的三角关系时，他就真正自由了。

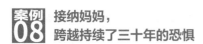

案例 08 接纳妈妈，跨越持续了三十年的恐惧

> 琳琳从外地回家乡小住一段日子，也许是为了逃避与妈妈见面，她选择住在自己的家里，和妈妈见面的机会不多。让她感觉到奇怪的是每次见到妈妈时，头就莫名其妙地沉重，且伴有阵阵疼痛，好像有一种说不出的堵。她觉察到这种堵可能源自对妈妈的抵触情绪。学习 OH 卡心灵图卡后，她也想过用它去帮助自己了解情绪背后的实相，但是一直没有行动。如今琳琳的情绪压抑达到极限，她终于有勇气用 OH 卡去求解，自己和妈妈的关系究竟是怎么了？

　　个案源起于琳琳和妈妈提起清明节扫墓的事情，她说："妈，这么多年我一直没有去给爸爸扫墓，今年清明节我正好在家乡，我想和你们一起去扫墓。"她原本以为妈妈会很高兴她的这个决定，不料妈妈却说："琳琳，按老家当地的风俗习惯，女儿不能给爸爸扫墓，不吉利。只有儿子、儿媳才可以去。你可以买点祭品，我带去烧给你爸。你姐和你姐夫有一年就是因为去给你爸爸扫墓，结果当年下半年你姐就病逝了。你就不要去了，这是为你好。"琳琳顿时语塞，瞬间被烦躁包围，头变得异常疼痛。今天，原本琳琳的计划是陪妈妈一起喝早茶，逛公园，度过一个轻松的周末，而这一席谈话给她带来的却是被烦躁笼罩的一天。

　　琳琳好想逃离充满了妈妈的焦虑和唠叨的空间，好不容易将妈妈送走，可是妈妈威胁的话语却一阵阵萦绕在耳边，挥之不去。她终于下决心拿起了 OH 卡求助。她从字卡里选取三张，分别是"母亲""威胁""孩童"，再用左手凭直觉抽取三张图卡分别对应字卡。

　　琳琳翻开对应"母亲"的 OH 卡图卡（图 3-5 卡 1），

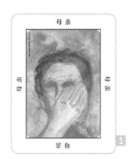 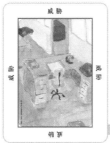 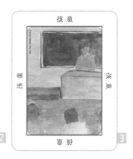

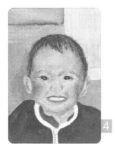 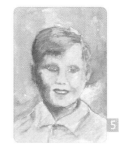

图 3-5

她看见自己正在拼命用手挡住眼睛，不愿意看见妈妈的脸，因为她害怕看见妈妈那充满威胁的目光，这会令她产生恐惧不安的情绪。

上排中间是"威胁"对应的图卡（图3-5卡2）。琳琳看见一张办公桌，座位是空的，她内心渴望这个座位属于妈妈。她多么希望自己有一个知书达礼的妈妈，每天在办公室做着轻松的文职工作。但琳琳知道，这个希望是不切实际的奢望。妈妈只有小学文化，不懂教育孩子的方法，曾对她讲过很多关于鬼神如何左右着祸福安危的言论。妈妈很多时候对世间生活的描述，让她感到害怕。但同时妈妈又扮演着孩子的保护神的角色，祈求神婆消除灾难不让孩子受苦。琳琳自小就对妈妈的愚昧无知很反感，但同时自己却又在愚昧地被那些恐惧言论控制时心生叛逆，在矛盾纠结中与恐惧为伴。

看到对应"孩童"的图卡（图3-5图3）时，琳琳感觉自己自小就一直在学校里勤奋地学习，长大后努力地工作，这一切都是希望得到妈妈的夸奖。

"原来如此！"琳琳通过这三张图卡看见了潜意识里呈现的真相，原来她不愿意见到妈妈，是因为害怕被恐惧和焦虑威胁到内心那个容易受伤的孩童。琳琳决定继续向潜意识深处探索。她看着这些OH卡，尝试再次去联结自己

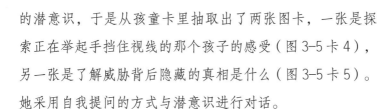

的潜意识，于是从孩童卡里抽取出了两张图卡，一张是探索正在举起手挡住视线的那个孩子的感受（图3-5卡4），另一张是了解威胁背后隐藏的真相是什么（图3-5卡5）。她采用自我提问的方式与潜意识进行对话。

问："你想了解自己为什么用手挡住自己的眼吗？"

答："是的。"

问："好的，现在请你从孩童卡里抽出一张图卡（图3-5卡4），放在妈妈这张卡旁。当你看见这张卡时，脑海中凭直觉闪现的那个人是谁？"

答："我看见了哥哥，他正在妈妈的保护下悠然自得地朝我微笑。"

问："你想对哥哥说什么吗？"

答："哥哥，我从小就觉得妈妈重男轻女，她将你一直带在身边保护着，却将一岁多的我送回乡下老家给堂奶奶带。我和你一样都是妈妈的孩子，你和我的身上都流淌着妈妈的血液，我希望妈妈对待我们要公平，希望她像爱你一样爱我。"

问："哦，哥哥听了你说的这些话后，有什么反应？"

答："哥哥对我说：'妹妹，妈妈一直很爱我们，她一直希望更好地保护我们。过去家里物质条件太差，妈妈要去工作，而家里没人帮她带孩子，她也是不得已才将你送回老家的，妈妈心里是舍不得你的，天天牵挂你，妈妈是爱你的。'"

当哥哥说完这些话，琳琳让自己再去看妈妈那张图卡，这时惊奇地感觉到：她已经将挡住眼睛的那只手慢慢地放下来，哥哥和她正站在妈妈面前。她注视着妈妈说："妈妈，我也爱您，感谢您给了我生命，我尊重您的命运，我理解您的局限性。这些年来，我一直拒绝接受您没有文化的事实，嘲笑您愚昧，请您原谅我。今天我将属于您的对生存的恐惧感交还给您，全然做您的孩子，请您允许我可以有与您不同的命运。如今，我已经长大，有能力去照顾和保护好自己，请您放心，如果我过得好请您祝福我！"当她与妈妈说完这些话，看见妈妈伸手接回了自己的命运，微笑地祝福："琳琳，妈妈爱你，妈妈祝你幸福！"说完就转身离开了。

琳琳看着最后那张孩童卡（图3-5卡5），静心一会儿后去与图卡联结，她看见那个微笑的小男孩正是自己。这时，她已经得到了代表"威胁"的OH卡的启示，原来她这么多年里那些不断地勤奋学习、努力工作等让自己忙碌的方式，一直是在向妈妈证明一件事：女儿并不比儿子差，我比哥哥更优秀。她俯身对那个孩子说："这些年，辛苦你了。谢谢你的付出，我爱你。从今天起，我完全接纳你原来的样子，尊重并接受属于你的命运。"说完，她再看对应"孩童"的 OH 卡图卡（图 3-5 卡 3），她对这次 OH 卡的潜意识探索有了答案：自己内在孩童安全感的来源，是持续内观探索身心灵的成长。她不禁再次惊叹："太神奇了！"原来这张图卡，与前不久她在"OH 卡心灵明镜工作坊"使用 OH 卡做人生目标和意义练习时，抽取到的"资源和贵人"的图卡遥相呼应。

琳琳经历的这次 OH 卡自我探索，让她潜回孩童时期看见恐惧现形，从而开始自我疗愈。这次探索帮助她整合了和妈妈的关系，放下了"我希望有一个知书达礼的妈妈"这一执念，理解了妈妈的局限性。因为接纳了妈妈，她可以全然安心做孩子。

第二天，琳琳和先生一起去看妈妈，她发现自己心念的转变，好似让妈妈接收到了信息，妈妈同意了她和先生清明节一起去给爸爸、姐姐扫墓。

2014 年清明节，琳琳扫墓后发了一条微信朋友圈："胜人者有力，胜己者强大。如果我过去的坚强是外壳，现在的柔软则是坚强。生离死别这一关，我跨越了三十余年。这一刻妈妈的放手，让我如释重负。OH 卡的呈现帮助我自己给生命松了绑，我相信这个正念的种子，会从此在我内心生根发芽，自由生长！"

杨力虹老师点评： ★ ★ ★

当我们的身高越来越高，年龄越来越大，我们的内心真的长大了吗？当我们卡在那个受伤的内在孩童里，仍然以那时的眼光来看待父母，执着于自己对父母的成见，让自己蜷缩在"受害者"的角色里时，我们便失去了很多让自己长大，成为自己的机会。

生命故事可以重新理解、接受、尊重、臣服，只要我们开始勇于为自己的生命负责。不会是某个单一的原因造就了今天的我们，因缘和合中，我们在经历一切，人生就是一个体验的过程。过去认为的"黑暗经验"，在今日已经成了宝贵财富，因为它们，我们才能清理、疗愈，跟真实的自己联结，让光照亮喜悦、平安、健康、富足的人生之路。

每滴眼泪里，都有光。

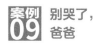

案例
09

别哭了，
爸爸

案主是位年轻的母亲，她自述经常陷入无力感里。家里有个长不大的爸爸，他被全家人鄙视。她经常感觉很累，自己在家里受气时无人撑腰，感觉不到家族给自己的支持力量。身心俱疲之下，她探索了无力感后面真正的根源，并决定与之和解，让自己充满力量地走向未来的人生。

　　杨老师请案主从字卡中选三个她自己想要去探索的议题，并按照重要程度排序（右手边是最重要的位置），从右到左案主依次排了孩童、攻击、恐惧三张字卡，然后又用左手抽出三张图卡，对应到三张字卡上，最后请案主自己决定先从哪一张字卡开始探索。

攻击

　　案主首先翻开了中间那张攻击字卡上的图卡，第一直觉看到的是爸爸（图卡左下角的那个人像），爸爸想离开。

　　杨老师："知道爸爸想去哪里吗？"

　　案主："不知道。"

　　杨老师："你可以去问一下爸爸，闭上眼睛，去问一下爸爸，他要去哪里？想象你的右手有一个很神奇的遥控器，当你按动遥控器的时候，爸爸的声音会变得很清晰，你会听到爸爸的回答。"

　　案主："他想放飞自我。"

　　杨老师："来，看看想放飞自我的爸爸，他的眼神和表情是怎么样的？"

　　杨老师摆上成人卡，请案主用左手抽出一张图卡来代表爸爸。

杨老师："感觉一下，要放飞自我的爸爸，眼神里面透出什么样的信息，他开心吗？"

案主："像个五六岁大的老宝宝，他挺害怕的。"

杨老师："你认为这跟攻击这个主题有什么相关性呢？"

案主："爸爸一感到害怕就会攻击，只会攻击家里人，我也跟爸爸学到了这点。"

杨老师请案主抽一张代表自己的图卡，由案主自己决定是从成人卡还是孩童卡里面抽取。案主抽了一张孩童卡代表自己，并把图卡放在了爸爸的左边。（图3-6）

杨老师："看看自己的眼神和表情，是怎么样的？"

案主　　　　爸爸

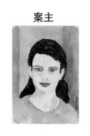 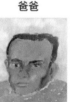

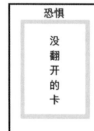 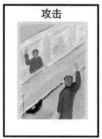 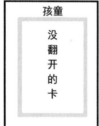

图3-6

案主："蔑视所有的，包括爸爸。"

杨老师："来，让那句话从自己的心里说出来，最想对爸爸说的那句话。"

案主："我不想做大的。"

杨老师："爸爸怎么回答？"

案主："我也不想。"

杨老师："当你听到爸爸也不想做大的时候，你想怎么办？"

案主："我要跟你划清界限，把爸爸的卡片拿远一点。"（图3-7）

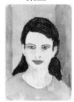

案主

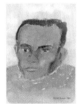

爸爸

恐惧	攻击	孩童
没翻开的卡	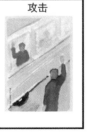	没翻开的卡

图3-7

案主和爸爸划清界限以后，感觉对爸爸的蔑视减少了，自己也觉得轻松多了，但自己还在大的位置上，感觉爸爸还是一个宝宝。

杨老师："我们加上爸爸的父母这两个代表，你可以决定是从成人卡还是孩童卡里，把代表爷爷奶奶的图卡抽出来。"

案主在成人卡中抽取了爷爷奶奶的图卡，摆好。（图3-8）

爷爷　　　　奶奶（爸爸躲在奶奶背后）

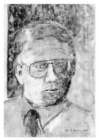 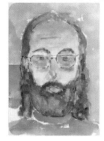

案主

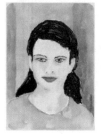

图3-8

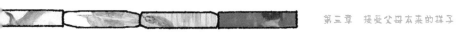

当爷爷和奶奶被抽出来后，案主感觉到爸爸很开心，因为又有人可以依赖了。她自己也很开心，因为案主一直觉得爷爷奶奶才是自己的父母。爷爷也挺开心，案主没有说起奶奶的感觉，只是说："我奶奶是很想放飞自我的人。"

杨老师："爸爸这一点很像奶奶吗？感觉一下。"

案主："不像，我奶奶是只为自己活，而我爸是想依赖着一个人活。"

杨老师："再回到自己的部分，去感觉一下，你的蔑视对象里面也包括爷爷奶奶吗？"

案主："没有，他们一笑，我就感觉好开心。"

杨老师："这些位置，你感觉有移动吗？"

案主把自己的位置移动到了爷爷奶奶的正下方，不想要爸爸，直接把爸爸的卡片放在了奶奶的卡片背后。（图3-8）

当爸爸的卡片被移动到奶奶的卡片背后的时候，案主感觉自己很羞愧，而爸爸在哭。可就算爸爸在哭，案主还是要和爸爸划清界限。爸爸虽然不愿意女儿和自己划清界限，可还是只能接受。案主告诉老师说爸爸现在特别尽心尽力地帮自己带孩子，可是自己就是觉得他只是想让自己帮他养老，他才帮带的。

杨老师："此时此刻，去感觉一下，爸爸透过哭声去

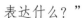
表达什么？"

案主："他感觉很无力，他什么也不会做，什么也做不了。"

杨老师："他这么无力的情况下，你想对他说什么？明确地告诉他'爸爸，我不会为你养老'吗？想说这句话吗？"

案主："不想。"

杨老师："那是什么话？"

案主："我也很无力，你不要再拖着我了，咱们俩一块儿就拖死啦！"

杨老师："爸爸听到这句话的反应呢？"

案主："我觉得他接受了。"

杨老师："解决这个问题，你还有什么办法吗？作为爸爸的女儿？"

案主："我也没办法，我也很无力，他什么也不会做，我对他已经没有任何期望了！我现在也不批评指责他了，我觉得他做什么事情我都接受，他是我爸爸，他闯下什么祸我都替他收拾，但是我们得有界限，不能住在一起。他和我妈妈特别想和我住在一起。我刚把我婆婆赶走，你们就别给我添堵了。"

杨老师请案主对爸爸说："爸爸，我现在已经有自己的家庭了，我的孩子我自己可以照顾的，谢谢你！"当案主这样说完之后，感觉到奶奶在对自己点头说："嗯，别管他（爸爸）！"而爸爸很受伤无力地躲在奶奶的背后。

杨老师："就算爸爸那样，你还是能接受吗？"

案主："我接受，他就是这个样子的。"

杨老师："我现在做一个小小的移动（把案主的卡片往下移，案主和爷爷奶奶的图卡之间空出一张图卡的距离，如图3-9），去感觉一下，这个移动对你来说，意味着什么？"

爷爷　　　奶奶（爸爸躲在奶奶背后）

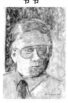

爷爷　　　　奶奶

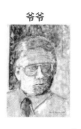 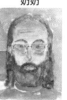

爸爸

案主

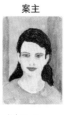

案主

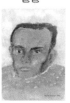

图 3-9　　　　　　　　　　　　　图 3-10

案主："感觉有点慌，觉得爷爷奶奶离我远了，我有点伤心。"

杨老师："现在再去观察自己的变化。"（老师把爸爸的卡片移到刚才空出的位置上，如图3-10）

案主："还是很伤心。"（案主不停地掉眼泪）

杨老师请案主看着爷爷奶奶，对他们说："你们不是我的父母，这是事实。谢谢你们代替我父母照顾我！"案主并没有回应老师的请求，而是说起自己童年的美好，全是跟爷爷奶奶在一起的。杨老师再次请案主对爷爷奶奶说："谢谢你们让我有一个非常快乐的童年！谢谢你们代替我爸爸妈妈照顾我，我是你们的孙女。"案主流着眼泪对爷爷奶奶说出这些话语表达感谢。

杨老师："去感觉一下，爷爷奶奶对孙女会有回应的，去听听看，他们对孙女最想说的那句话是什么？"

案主："他们以我为骄傲，就是对爸爸还是有些看不上。"（案主的手在爸爸的图卡上用力地指指点点）

杨老师："他们很蔑视自己的孩子吗？"

案主："是的。"

杨老师："感觉一下爸爸，他还想再躲起来吗？"

案主："我现在突然理解了我爸爸，在外面那么能说，回家就不能说了，回家就和家人沟通不了，因为他完全就

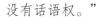

没有话语权。"

杨老师："对呀，家族集体都蔑视他。"

案主："他就没有干过一件让家里人不蔑视他的事情，他完全就像个小孩一样，就只会闯祸。我就特别担心他，别被打了，要被打了我还要替他报仇。"

杨老师："看看爸爸的眼睛，那个在家里长期不敢说话的小男孩，透过爸爸的那双眼睛，你会看到爸爸的内心，这个小男孩的部分。"

案主："感觉很空洞，没有人生阅历。"

杨老师："再看看，除了没有人生阅历以外，还有什么？"

案主："很善良。"

杨老师："这部分你身上有吗？"

案主："有的，但是我感觉我更像我爷爷。"

杨老师："爷爷的善良和爸爸的善良是不同的吗？"

案主："感觉爸爸在家里一直都是隐形人，跟他不熟。"

杨老师："现在趁这个机会，好好地看看他，透过那双眼睛，你还可以看到更多，看到爸爸内在那个害怕的小孩，除了善良，你也许还可以看到更多。"

案主："感觉他就是一个战战兢兢、特别恐慌的小孩。我妈一说他，他就炸；我说他，他不敢炸。我妈就一直怂恿我'快去说他，你不说他，他就不知道自己有问题'。"

杨老师："所以你认为你一直扮演了一个什么样的角色呢？"

案主："我现在已经不说我爸了，他什么样我都接受，因为我妈也确实有点……"

杨老师请案主看着爸爸的眼睛对他说："亲爱的爸爸，我看到你的害怕了，从现在起，我会更懂得你、尊重你，这是你的命运，你是大的，我是小的。"

当案主跟随杨老师说完，再去看爸爸时，感觉爸爸很害羞，很局促。案主也告诉老师，自己第一次打电话给爸爸说"爸爸，我爱你"的时候，明显感觉到爸爸非常地局促。

杨老师："因为太不习惯被人尊重了。再一次看着爸爸的眼睛对爸爸说：'爸爸，我爱你，我身上好多部分都像你，我也跟你一样，一感觉到害怕就会攻击。'"

案主跟随杨老师，再一次去看爸爸，去表达对爸爸的爱。表达完后，感觉对爸爸的蔑视减弱了，还觉得自己很不孝，因为自己在拼爹，想有个可以让自己依靠的爹。

案主："我看到我的那些朋友，跟老公吵架的时候，她的爸爸妈妈叫个弟弟上去把老公揍一顿，心里好爽呀。可是我跟我老公一吵架，我爸妈就让我反省，我说凭什么呀？人家爸爸妈妈双手一叉腰，叫弟弟来帮忙，我就羡慕得要死。我觉得我家里面给不了我这样的支撑，什么都说是我错，凭什么呀？我就没错呀。我爸就跟我说要讲理，我根本就听不进去。"

杨老师："你觉得成为别人家的女儿比较好，是吗？"

案主："对，感觉别人家凝聚力就很强，女儿在外面就不会受欺负。我就特想要一个弟弟呀，哥哥呀，等我受欺负的时候，能让我靠一下。可我的弟弟和哥哥还得靠我，每次打架的时候，都是我和我妹妹站在第一排。我哥哥和弟弟，都是第一时间躲起来的，长得那么高大没什么用，反而是我和我妹，打得头破血流。"

杨老师："很有意思，感觉一下爸爸。"

案主："爸爸在给我讲道理，各种道理。"

杨老师："我还会加两个代表，代表爷爷的爸爸、爷爷的祖父，由你决定是从成人卡还是从儿童卡里面抽。"

案主从成人卡里面抽取了爷爷的爸爸和爷爷的祖父两张图卡，告诉老师说爷爷的爸爸在抗日战争时期被日本人杀害了，自己没有见过。（图卡摆放如图3-11）

杨老师："其实后面还有很多很多的父辈，去感觉一下，当这些代表出来的时候，爷爷、爸爸和你的改变是什么？"

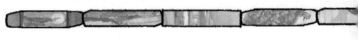
曾祖父的爸爸

曾祖父

爷爷　　　　奶奶

爸爸

案主

图 3-11

案主看到曾祖父的爸爸的那张图卡感觉很害怕，有他像上帝一样审视自己，马上就要给自己宣判的感觉。爷爷变得很有力量，原来一直是胆小的、弓腰驼背的，现在背挺直了。爸爸的脖子伸直了，他眼睛里面多了好多内容，感觉有了力量，笃定、聪明，没有那么紧张了。

杨老师请案主再去看看攻击主题下的这张图卡，有什么改变。案主看到爸爸要出去玩，自己在跟他挥手告别和祝福："玩得开心！我非常支持您出去活出自我。"案主也感觉到很开心，因为爸爸能做他自己，能找到他自己。

杨老师："跟攻击这个主题还有关系吗？再次去感觉爸爸，当他害怕的时候，他会用什么方式表达？"

案主："出去玩一圈吧。"

杨老师："你呢？遇到危险，感觉到害怕的时候，你

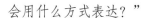

会用什么方式表达？"

案主："我会好好地沟通。我昨晚订了一个酒店，今天早上我梦见我和酒店的人员发生了很强烈的争执，我在撕酒店人员的本子。我就在想，我都三十几岁了，怎么处理问题的方式是这个样子的？一发生争执，我就撕人家的本子，还摔打那个本子。"

杨老师："现在你可以用一种新的方式，一种沟通的方式思考问题，很好，非常棒！所以关于攻击这个主题，你觉得OH卡给了你一些答案、建议或者领悟吗？"

案主："是的。"

孩童

杨老师："下一个议题，你想探索哪一个呢？"

案主翻开右手面那张孩童主题下的图卡，看到自己在外面吃牛肉拉面。（图3-12）

杨老师："当你吃着牛肉拉面的时候，你感觉一下，这个画面，跟孩童有什么关

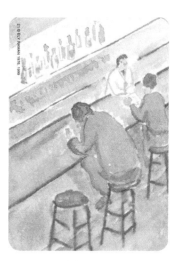

图 3-12

系吗？"

案主："我觉得我一个人挺自在的，也不怕孤独。我一个人反而很放松，不用去顾及别人感受，不用去询问别人的意见，想吃什么吃什么，想几点吃就几点吃，很开心。"

杨老师："跟孩童有联结吗？这种自在的感觉，是一个孩童的状态吗？"

案主："不是，以前喜欢到哪里都是一群人，自己什么都不敢做，害怕会被别人说自己人品不好。如果没有朋友，自己就会觉得孤单、寂寞，可现在觉得一个人好自在。"

杨老师："自在是这个OH卡给到你的建议和提示吗？"

案主："是的。"

恐惧

案主开始探索第三个主题"恐惧"，翻开卡片时，看到绳子已经开了。（图3-13）

杨老师："很好，闭上眼睛去做这个动作。"

案主闭上眼睛重复做了几遍拧开绳子的动作，感觉

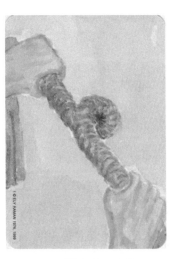

图3-13

做得挺开心，自己就是没事找事，想打个结，又感觉还是算了，放了吧，放轻松。

杨老师："去感觉一下，当绳子开了以后，你的身体和内在情绪会有变化，那是怎样的变化？在这个过程中，你去体会一下你的恐惧，在这个过程中有呈现出来吗？"

案主："没有，我感觉进入自我探索后，没事也要给自己制造点问题，然后只要把它解决掉，就会觉得好开心，现在感觉好轻松。有好多恐惧本来不是恐惧，只是因为别人稍微指责了我，我就感觉自己是不是有点问题，要深入探索一下。"

杨老师："这就是职业病人，他们要不停地创造一些病症出来。所以来看看，探索完这三个主题，你收获到的是什么。你可单独来看，也可以把它们串联起来。"

案主："要做一个独立的个体，不要总想着要去依赖其他人。一个人的内心是很丰盛的，也可以很自由和快乐。要尊重别人也是一个独立的个体，当别人有他自己的选择的时候，带着爱祝福他。"

杨老师："这次个案你觉得可以在这里停下吗？"

案主："可以。"

杨力虹老师点评: ★ ★ ★

案主反复强调她的无力感，这个部分主要是跟父系的家族有关，排列中呈现出代际的错位，案主在爷爷奶奶的下面，父亲没有位置。父亲被集体蔑视，躲在奶奶后面，这是案主产生无力感的主要原因，需要去做和解和联结。

曾祖父是被日本人杀害的，这是很大的创伤性事件，对爷爷和爸爸都有影响。爷爷和爸爸的无力感也许和这个创伤事件有关，而案主能做的是保留对他们命运的尊重，活出自己的力量，就不用去重复地表达忠诚了。

案主的哥哥和弟弟也都是在后退，这是这个家族男性无力感的传承，也许跟母亲的家族女性占强势位置，男性没有地位也有关系。

家族里面激烈的沟通方式其实也是好的，当生死本能笼罩这个家族的时候，有些人会用发怒的方式，来证明自己还活着，用攻击的方式来表达生存的本能，要活下去的需求。这些我们通常评价为负面的部分，其实是很强大的生命力量的表达。每一个所谓的负能量、负面情绪的后面，都有一个强大的正向意图，那个意图总是与爱，与归宿、忠诚、联结相关。

当案主的内在可以自由地流动，一条属于她自己的人生道途便展开了。

爸妈，如果我活得跟你们不一样，请允许我，祝福我！

> 被父母强迫退婚后的兰心陷入人生低谷期。她28岁了，却对未来感到前所未有的迷茫，情绪也陷入深深的抑郁状态，身体紧缩、长期背痛、颈椎痛。她不知道自己是否还要顺从父母意愿过完自己的后半生。她来咨询，是想为自己找一条真正的出路。

兰心，28岁，半年前在父母的强烈反对下被迫与已经订婚的男友退婚。

父母的理由简单有力：男方曾在争执中对自己的女儿动手，这表明男方有暴力倾向，必须及早退出这样的关系。

但退婚后的兰心，生活进入了全面的陷落，半年来她失魂落魄，对人生感到非常迷惘。于是她找到自在家园的杨力虹老师。本节文段中的咨询师指杨力虹老师。

暴力引发的退婚背后

咨询从画一幅画开始。

咨询师："请自由地选取颜色，来画出当下你的状态。"

兰心选了黑色画笔。

咨询师解读：

在心理绘画治疗中黑色代表压抑、沉重的能量，反映出兰心平时是压抑的、讨好的、懦弱的，不敢活出自己。出现多梦的症状也是兰心平常压抑的结果，潜意识采用梦的方式来呈现，要求被看见、被释放。

咨询师解读兰心画作（图3-14）：

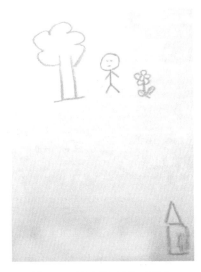

图 3-14 兰心画的第一幅画

兰心在一张白纸上画了一个头大而四肢单薄的孩子。

这是一个卡在孩童时期的"成年人"——内心幼稚，不快乐，缺乏安全感。这个孩子看不出性别，折射出兰心对自己身为女性的不认同，她希望能像儿子一样承担起家庭的重担，让父母过好日子。

孩子左边有一棵树，树的根部被截断。

后来引导兰心自己说出这棵树代表的是分手的男友。树根被截断，表达出因父母的横加干涉，导致她与男友关系断裂。孩子的右边有枝花代表兰心自己——无根之花。

画的右下方是狭窄的房子，门靠右，顶偏左，无窗，结构不稳。房子与门的形状，说明这是个极度没有安全感的孩子，父母在她的心里是缺失的、偏离的，家庭是冷漠的、无趣的。

咨询继续。

咨询师："让直觉闪过脑海，画面上的你几岁了？"

兰心："4岁。"

咨询师："4岁的你快乐吗？

兰心："不快乐。爸妈在吵架，我很伤心、无助。我想待在外面，不想回家。天快黑了，我好怕。"

咨询师："房子在你的右下角，离得很远。你想回家吗？家里面都有谁在呢？"

兰心："不想回去。那是爸爸妈妈的家，他们又在打架了。"

咨询师："感觉一下你身处画面里，内心的声音想让你往哪个方向移动？"

兰心："我想移到旁边的大树旁，我想它能给我保护。"

咨询师："直觉中大树代表谁？"

兰心："那是我强行被父母拆散的男朋友。我们都快结婚了，父母坚决不同意，强行让我们分开。"

咨询师："试试让自己朝大树旁移动，去感受大树的态度，他欢迎你吗？"

兰心："我感受不到他的热情，我感觉到他也在犹豫。"

此时穿插了一段音乐治疗（音乐名 *Songs of New York*）。兰心决定用右手代表自己，左手代表男友。播放音乐，让她的两只手在音乐声中起舞。

咨询师可借此看到兰心与男友间关系互动的真实状况：他们头脑层次的共振几乎同频，显得稀少、缓慢，身体部分相互的吸引与互动更少。咨询师询问兰心，她自己的感觉也是如此，她也觉得自己在关系里似乎更主动，而对方的回应并没有像自己头脑里认为的那样多、那么强。

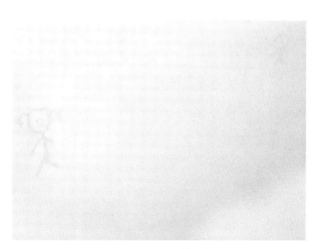

图 3-15　兰心画的第二幅画

再一次请兰心画出与男友的关系现状。

咨询师解读兰心画作（图 3-15）：兰心用了黄色笔，为自己加了两个羊角辫，增加了自己的女性特征。但是，两人离得很远，折射出潜意识里她并不想与男友靠近，尽管在意识层次她添加了自己许多的想象与渴望，觉得男友是爱自己的，在乎自己的。

这幅画与音乐治疗里的潜意识呈现出相同的状态。

接下来，请兰心与男友进行灵魂对话，让她观想自己进入男友的身体中，去感知这是怎样的一个人、拥有一个怎样的内心世界，他又是如何看待两人关系的。

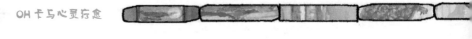

　　咨询师："去感受一下男友的身体，是一种什么样的感觉？"

　　兰心："有些温暖，但封闭，内心还有不少愤怒。"

　　咨询师："请对他说，谢谢你曾经的陪伴，在我的心里永远有你的位置。"

　　兰心复述给男友听，感觉到他舒了一口气，愤怒减少了许多。

　　咨询师："请继续与他和解。请你理解我的局限，我用激你生气，甚至惹你打我的方式来证明你是爱我的，这是我从父母那里学到的。我用在你身上，你做到了。父母却因为你有暴力倾向，怕我受苦，阻止我们结婚成家。这都是我的错，请你原谅我。"

　　兰心复述给男友后说："感觉到他的愤怒没有了，他感觉到终于有人出来说公道话，有人理解他，不再让他含冤受屈了。我感觉他现在有了一些悲伤。我看见他哭了。"

　　咨询师："看见他哭了，你想做的动作是什么？"

　　兰心："替他擦去眼泪，紧紧拥抱他。"（咨询室里的兰心哭了）

　　等兰心的情绪释放完后。

　　咨询师："请你问他对你们的关系如何看待？"

　　兰心："他说我是爱你的，但是不知道如何去过你父

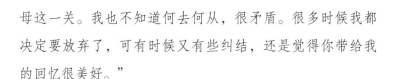

母这一关。我也不知道何去何从，很矛盾。很多时候我都决定要放弃了，可有时候又有些纠结，还是觉得你带给我的回忆很美好。"

咨询师："他的回答让你感觉到什么？这是你想要的吗？"

兰心："其实，当我听见他说爱我时，我心里悬着的石头终于落了地，释然了。突然我意识到我就是在等这一句话。至于未来是否能再走到一起，反而已经不重要了。

"此刻，我一直执着的这段情感松动了。

"我尊重他，感谢他曾经的陪伴，也感谢他带给我的所有美好回忆。我似乎可以接受更多的可能性了。因为我内心也不相信父母会接受我们继续交往、重续前缘。

"而我，宁愿舍弃他，也不肯让父母伤心难过。我觉得妈妈得癌症，都是因为我，我不听话，不是好孩子，老惹他们生气难过。如果我不乖，我怕他们就会过不好。"

咨询师摆了两张凳子在兰心的前面，左边代表前男友，右边代表新的可能性。请兰心听从自己内心的声音，试着慢慢走过去。

在原地站立了许久，兰心用极慢的速度，一步步走了过去，她走到了"前男友"与"新的可能性"中间，并没有明确的选择。兰心在这个位置，感觉到温暖，有希望。

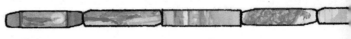

她决定多给自己一点时间，先找回自己，再听从内心的声音，找到伴侣。

超载的灵魂

貌似是因为男友的暴力而喊停的订婚，其背后真实的根源是什么？

在咨询过程中，兰心真正看见了潜藏在自己内心的恐惧，还有那个被卡住的、担惊受怕的、恐惧不安的内在孩童。对自己的问题已经不堪重负的她，同时还背负着父母的命运。

从前面的案例可以看出，兰心是一个人格还没完全建全的"成人"——她还活在跟父母紧紧相连的孩童状态里，没有离家的愿望。

她说生活在父母中间挺好的，能得到很好的照顾。好多同龄人要操心，要自己解决的事，她不需要去面对，可以偷懒。

这是从小缺乏父母之爱的兰心的一种"补偿需求"——她认为自己没有正常的童年，当父母年老、生病、吵不动、打不动时，兰心因为对父母盲目的爱，而愿意一直置身于两人之间。

而父母，在兰心看来，也是没长大的孩子——他们也

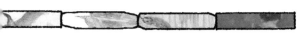

有各自缺乏父母之爱的原生家庭，他们也没学会如何去与伴侣相处，如何去爱对方、爱孩子。

从小在父母战争硝烟里长大的兰心，没有安全感，充满了对父母即将离婚的担心与恐惧。冷漠、多变、情绪失控的家庭环境，让孩子承袭了父母之间的暴力沟通模式，她以为那就是男女之间正常的相处模式。

所以，到了谈婚论嫁年龄的兰心，交了男友，也在与男友的关系里沿用了这样的模式：没有安全感的她紧抓对方，生怕对方抛弃自己，就像小时候一直担心父母离婚一样。

她激怒对方，让男友用暴力方式对待自己，似乎只有这样，她才可以确认对方在乎自己。她误以为那就是最真挚、最热烈的"爱"。

她压抑自己，不敢表达内心的真实欲求，她把事情的结果都归结到自己"不够好""不配"上，甚至连母亲得癌症，都认为是自己不听话、没出息造成的。

在个案疗愈中，兰心真正看见了潜藏在自己内心的恐惧，还有那个被卡住的、担惊受怕的、恐惧不安的内在孩童。

她找到了自卑的根源，看到了潜意识里对亲密关系的恐惧，她把主宰亲密关系走向的主导权交到了父母手上，她不想为自己负责。她宁愿麻木、没感觉，也不想让父母失望、生气。

兰心与男友分手了。咨询中，她对我说，算命的曾说，自己命中注定凡是自由恋爱都不能结婚。这是她为自己找的合理化理由之一。

表面上看来是父母的干涉导致订婚失败，关系断裂，可在兰心潜意识里这样的结果正是她想要的，因为她根本没有想过离开父母。她一直强调父亲弱势、无能，母亲长期情绪不稳，加上得了乳腺癌，更加需要自己的关心照顾。

作为独生女儿的兰心，并没有把自己的命运和父母分开，她还背着父母的命运，不肯交还给他们，她担心日渐苍老的他们无力承担自己的命运。（这部分问题会在后续个案里进行交还仪式，"交还"必须等兰心真正准备好，才可以进行。）

因为兰心和男友戛然而止的恋爱关系是一个未完成事件，她需要一次完整、诚恳的和解，才能找到自己下一步的前进方向。

我们与伴侣、事业、金钱等的关系的根源，无不在原生家庭之中，无不与父母相关。

所以，各种关系的表象都是枝叶，这些关系伤害的只是我们的皮毛，而根部的伤，仍源于父母，伤害我们最深的往往是我们最爱的亲人。

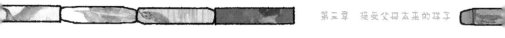

我们还需要深入探究兰心与父母的关系，找到问题根源。

将父母的命运交还父母

因为退婚事件而失去了生活重心的兰心，在咨询师的帮助下慢慢靠近了潜意识里问题的根源：她没有把自己的命运和父母分开。

第二次咨询，是为了帮助兰心了结与男友那一段被父母撕裂的感情。咨询师用 OH 卡引导帮助她在内心完成告别和释怀。

咨询师鼓励兰心重新与身体进行联结，对身体感恩："谢谢你！一直在替我承担。从现在开始，我要珍惜你、爱护你、关注你，不再只是利用你！"

完成了身心的联结后，接下来就进入本次咨询的正题：帮助兰心将父母的命运交还给父母，并解开与母亲纠缠的心理"脐带"。

灵性家族系统排列

先用内在孩童卡和成年人卡做灵性家族系统排列。

兰心抽出代表自己的卡片，说自己仍然是 4 岁的孩子。当代表父母的图卡被抽出后，兰心把自己放在了父母的中

间，还把自己最爱的奶奶放在自己的下面。（图 3-16）

摆好了卡片后，咨询师请兰心去感觉这种排列中她所处的位置带给她的感觉，兰心说："压力很大，肩颈都是紧的，但是感觉很安全，感觉自己很重要，不想离开。"

经过三次尝试，兰心都不想离开这个位置，不想交还属于父母的命运。她觉得自己和父母是命运共同体，她担心父母离开她后会过不好。她甚至觉得父母一切的厄运都

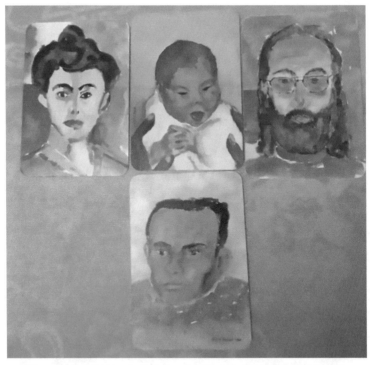

图 3-16 卡片代表：左上母亲、中间兰心、右上父亲、下方奶奶

是自己带来的，包括母亲得癌症。

在经过一系列的引导和努力后，兰心终于说准备好了，把父母的命运交还给他们。

此时请兰心的母亲加入咨询。请母女相隔两米，相向而站。

咨询师告诉兰心，试着听从自己身体的感受，慢慢走向父母。兰心说："我无法移动。"她浑身颤抖，看着母亲的眼睛，一直流泪，无法移动。她的母亲则一直看向地面（有巨大的死亡吸引力）。

咨询师请兰心用自己的方式表达对母亲养育之恩的感谢。兰心跪在母亲面前，大哭不止。

站着的母亲双拳越握越紧，两三分钟后突然情绪崩溃，内在蓄积的愤怒全面爆发、释放。她捶胸顿足："我是个什么样的妈啊？女儿都成这个样子了，我是怎么做的啊？我为什么还要逼女儿啊？"

在母亲震天的哭声和抹不完的眼泪中，女儿逐渐冷静下来。

此时咨询师请兰心对父母表达感恩："感谢你们给了我生命，亲爱的爸爸妈妈，你们为我所做的一切，我都明白，全是因为爱。

　　"我尊重你们的命运，理解你们的局限，我接受你们本来的样子。

　　"我回报你们的方式是把你们给我的爱，传递给我的孩子，传递给周围更多需要帮助的人。如果我过得跟你们不一样，如果我可以健康、快乐、幸福地活着，请你们允许我，祝福我！"

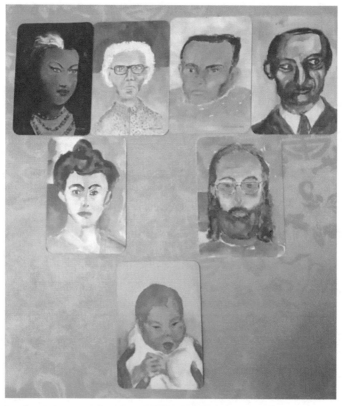

图 3-17

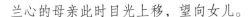

兰心的母亲此时目光上移，望向女儿。

带着尊重与恭敬，兰心手里托起了父母命运的象征物，郑重地把父母的命运交还给他们。做完交还父母命运的庄重仪式后，咨询师把兰心的内在孩童卡、成年人卡做了调整，让兰心回归自己本来的位置。（图 3-17）

兰心大笑着喊起来："我现在身体特别轻松，多年的背痛、颈椎痛，都不见了，内心也充满喜悦，我想跳起来！我想跳舞唱歌！"

解开兰心与母亲的心理脐带

母女二人带着祝福与爱，深情对视。用两条长围巾代表母女之间的心理脐带，分别在兰心和母亲背后系上一个结。

咨询师请兰心闭上眼睛，感受自己身上这条连接的脐带。这条脐带带给自己的是什么？感受一下自己现在的年龄是多大，想做的动作是什么？并提示背后的结是可以解开的。

静默两分钟后，兰心果断地解开了背后的结。她说：我感觉到自己已经 19 岁了，不再需要这条脐带，尽管它曾经保护过我，给过我很多的关注与爱。现在我觉得它让我不能做自己，它不能给我一直渴望的自由。

母亲拿着被女儿解开的脐带，说有些心痛、难舍。她

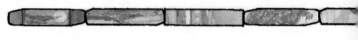

的眼圈红了，沉默了近一分钟，母亲说："我知道这种痛是短暂的，我也愿意看着女儿真正长大。我也希望她能幸福快乐！"

母女紧紧拥抱，送给对方祝福。

咨询完成后，请兰心再画一幅画（图3-18），呈现当下的自己。

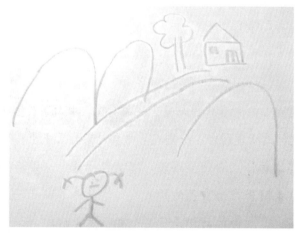

图 3-18

她为自己加上了性别特征：一对羊角辫。画面用了充满生机的绿色。画了一个她未来和老公、孩子组成的家。只是，要到达这个家，需要翻过三座山，这些山是圆形的，与女性的支持力量有关系，道路有点窄，需要的时间有点长。

兰心说："好在，我快要上路了。"

开出属于自己的生命之花

兰心是一位典型的陷入父母纠葛中的"小法官""小大人"。在用 OH 卡的内在孩童卡引导时，她直接把自己摆在了父母中间的位置。

她承接了太多不属于自己的情绪、感受，也主动承担了父母的命运，甚至爷爷奶奶、外公外婆的命运。

在亲密关系上，她在上演父母关系模式的翻版，无知觉地"强迫性重复"。

所以个案咨询的内容分为以下几个部分：

1. 引导她与家族祖先们联结，寻回自己的生命源头，与自己伤害过、伤害过自己的人和解，放下怨恨，解除诅咒；

2. 与原生家庭的父母和解，交还命运，解开心理"脐带"，承担起自己的命运；

3. 看见受伤的内在孩童，找回她自己；

4. 与男友对话、和解，让关系结局开放。

整个疗愈过程中，比较困难的部分是让兰心交还父母的命运，努力了三次才成功交还。

孩子往往身陷盲目的爱中，错误地以为自己可以让父母过得更好一些。但孩子终究只是孩子，他们无力承担不属于自己的命运。

当自己置身于比父母更高，或夹在父母中间的位置时，整个家庭的序位就会发生混乱，每个成员都会在不合适的位置上做不合适的事，关系也会错位、纠缠、冲突、对抗，孩子当然也会身心俱疲、痛不欲生。这需要孩子退回到孩子的位置上，接受父母本来的样子。

事实上，当兰心退回到孩子的位置时，她发现父母的关系一下亲近了许多，这超乎她的想象，原来她认为父母关系不好只是她的成见——那是一个4岁孩子的眼睛里看到的父母和世界。当她意识到这一点时终于明白：自己该真正地长大了。

对于现在的兰心来说，通往未来的路仍是漫长的：需要真正地上路（画中，贪玩的孩子还没站到道上），拓宽自己的心量（画中那条狭窄的路），让自己的根基更稳、更扎实（树和房子的根部都不太稳固），穿过三座圆形大山（圆形，代表女性的支持保护力量），坚实地一步步迈向自己的未来。

但兰心知道，可以给自己多一点时间，让自己长大。

每个孩子都是爱父母的，他们心底最常说的潜意识里的台词便是：I for you（为了你）。没有觉知的父母加上执

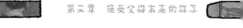

着于盲目的爱的孩子，都会让"I for you"变成错位的现实：牺牲了孩子，干扰了父母，搅乱了家庭，波及了家族。

唯一的出路便是各自觉察，回归自己本来的位置，从而让爱顺畅、有序、持续地流动。

杨力虹老师点评： ★★★

　　每个人都是自己命运的主人，出于爱与忠诚，孩子经常会错位，代替父母去做拯救家庭、家族的小超人，而这样的徒劳不会让任何人从中受益，经常还会造成序位混乱，关系纠缠，施受失衡。谁痛苦，谁改变。通常来到工作坊的，都是家族里那个最勇敢，扛了太多人命运的孩子，他一个小小的移动，便会引发整个家族系统的集体归位、移动，关系进入和谐幸福新篇章的可能性大门也就此打开了。

第四章

婚姻家庭幸福的基石

亲密关系合理归序

亲爱的，请走出你用自我幻相营造出来的伊甸园吧。他不是亚当，你也不是夏娃。走出伊甸园大门，你会发现生命原来有那么多的可能性，突破囿于依赖、源于不安全感的自我设限，你就可以发现世间原本还有许多可以让你快乐的人、事、物。

——杨力虹

人们对亲密情感充满渴望，可很多时候当我们进入亲密关系后，却并不知道该怎样经营亲密关系，每当靠近时又忍不住想逃跑。对亲密关系又爱又怕，这背后的心理是什么呢？家族系统排列导师海灵格，告诉我们在亲密关系中常见的九个惯性思维陷阱。

"第一，开始恋爱时，我告诉自己必须找对人。"海灵格认为其实跟谁结婚都一样，最后你需要面对的还是你自己。对方只是你爱自己的能力的一种反映。当你自己真正进步了，现有婚姻便会是最好的。

"第二，无奈这次我找错人了，下一个伴侣会全然不同。"海灵格指出其实离异和更换伴侣并不是问题的解决办法，它只不过是把问题延迟了。更换或许能带来一时的新鲜感和轻松感，但是摆脱的只是问题的诱因，而不是问题本身。

"第三，我必须挽救这段婚姻。"海灵格让你抛开各种各样挽救关系的做法，先照顾好自己吧。当你的生活改变了，婚姻自然也会改变。婚姻状况只是反映了你对待生活的态度。

"第四，我认为造成这样的结果，责任都在他。"海灵格指出关于你的幸福，该负责任的只有你自己。只有接受了自己，才能接受对方的爱。对方做得不好，其实是因为你不珍视你自己。

"第五，我感觉婚姻似一潭死水，需要通过外遇寻找刺激。"海灵格说，当你的婚姻显得空洞无聊时，你其实不需要刺激，而是勇气。你需要有勇气去审视现有的轨道，摆脱安逸感，走出死水一般的舒适区，本着内心的需求去冒点险。这样，你的生活会立即鲜活起来，而用不着来自外部的刺激。

"第六，我相信属于我的真爱终会到来。"当你梦想着真爱时，其实是期待一个完美的伴侣来弥补你的不足。因为伊甸园是你自我营造的幻象，他不是亚当，你也不是夏娃，完美伴侣是不存在的，所以真爱的梦想只会给你添堵。

"第七，我需要一个和谐的婚姻家庭，而充满争斗的家庭氛围只能让我选择逃跑。"男人最爱以此为借口来避免深入探讨问题。若是把所有不满都掩盖在和谐的外衣下，人就得压抑自己。只有善于宣泄负面情绪的人，才懂得享受惬意和活力。

"第八，我不能对他说真话，那样很伤人。"说真话的确伤

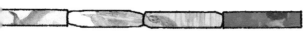

人，但也是疗伤的唯一方式。说真话是走出灰暗的日常生活、建立美满关系的转折点。保留秘密或许听起来很浪漫，但是在现实中却毫不适用。打开天窗说亮话吧！

"第九，我凡事都得顺着他。"你这样做是因为害怕对抗。大多数婚姻不是死于两人的激战，而是在退让中变得疲弱和僵化。要适时说"不"，这对婚姻至关重要。

我们在经营亲密关系时，常常会使用以上的惯性思维，而这些意识在无形中影响了人们的伴侣关系，甚至决定了婚姻家庭的聚合、离散。伴侣关系的探索与学习，一直是我们人生最重要的关键课题之一，因此伴侣卡也成了 OH 卡心灵图卡系列中，图卡张数最多的一副卡牌——99 张图卡描绘出关于伴侣生活的场景，象征着在伴侣关系中持续不断出现的一系列感情、愿望、需求、冲突以及疗愈模式。如此丰富的状态形象，可以帮助我们去深度探索伴侣关系。

【示例牌阵】伴侣关系和互动模式

通过进行亲密关系这个主题的觉察和潜意识分析，更加了解自己亲密关系的现状和惯性的互动模式，洞察影响我们亲密关系的困难和障碍，清晰未来努力的方向，从而找到解决问题的途径。

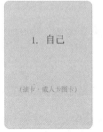

1. 自己

(抽卡·成人卡图卡)

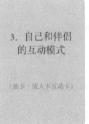

3. 自己和伴侣
的互动模式

(抽卡·成人卡互动卡)

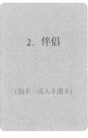

2. 伴侣

(抽卡·成人卡图卡)

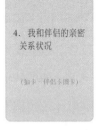

4. 我和伴侣的亲密
关系状况

(抽卡·伴侣卡图卡)

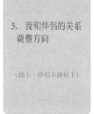

5. 我和伴侣的关系
调整方向

(抽卡·伴侣卡路标卡)

图 4-1

1. 从成人卡的图卡里抽出一张图卡代表自己。

2. 再从成人卡的图卡里抽出一张图卡代表伴侣。

3. 从成人卡里的关系互动卡里抽出一张图卡放在以上两张卡之间，代表两人间的互动模式。

4. 在伴侣卡的图卡里抽取一张图卡，代表目前自己和伴侣的亲密关系现状。

5. 在伴侣卡的路标卡里抽出一张图卡，代表自己和伴侣的关系调整方向。

6. 思考如何让亲密关系达到平衡与和谐。

案例 11 探索伴侣的
关系和互动模式

　　学员 S 是位正准备进入助人行业的女性。她不仅曾是国企的中层领导，也是家里的"一把手"。她一直为女强男弱的婚姻而烦恼，甚至身体也出现亚健康的症状，情绪常常失控。在经历了安心正念生命整合疗愈后，她决定成为一名疗愈师，自助助人。在图卡心理咨询班上，她与同学互动问答，觉察了自己在亲密关系中的错位并寻找和解之途。

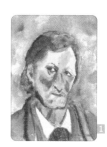
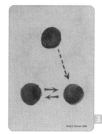
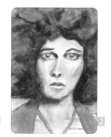
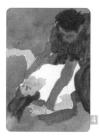

图 4-2

通过提问与回答的演练，S学员分享OH卡给她的指引和启示：

代表"自己"和"伴侣"的两张图卡让她发现自己和丈夫的角色错位。图卡中的自己（图4-2卡1）执拗地仰着脖子，眼神中充满着骄傲和挑衅，抿起的嘴巴透露出自己的自负，这让她觉察到在家里自己更多时候扮演的是"女汉子"，扛起当家做主的担子。反观代表丈夫的图卡（图4-2卡2），从眼神到神态，流露出的是无辜和无奈，甚至是一份懦弱，让她联想到丈夫在家里则扮演"女人"的角色，听任她的指挥和安排。

成人卡的互动卡（图4-2卡3），让她看见了亲密关系之中常常是由她单方面发号施令，颐指气使，而丈夫接到她的"指令"后，虽然嘴上并不强烈反驳，但内心是抗拒的，偶尔也会无奈地抱怨。

看到代表"亲密关系现状"的伴侣卡（图4-2卡4），她直觉呈现的画面是丈夫在她有力的控制下倒地不起，阳性力量被弱化，逐渐变得内心软弱、敏感、无力。

而"关系调整方向"的伴侣卡路标卡（图4-2卡5），让她感觉到目前存在的这种角色错位的现状，已经导致家庭支柱力量的失衡，造成双方各自都承受着巨大的压力，如同画面中钩子上的重物，如果继续扛着，将随时散落下来，

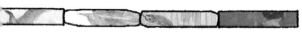

危及他们关系的稳定。

　　S学员透过OH卡心灵图卡的探索，呈现出她和丈夫的亲密关系由于男女角色错位，已经让伴侣关系不堪重负，到了必须调整改变的时候。她应该从"女汉子"的位置上退位，放下依靠承担家庭的重担而获得家庭地位认可的"我执"，回归全然做一个温柔的妻子身份，鼓励丈夫成为家里的"顶梁柱"。

　　演练结束后，S学员感叹："确实验证了海灵格所说，能对自己的幸福负责任的只有自己，当我看见并接受了自己的越位，才能真正地放手，让对方成为他自己，才能接受到对方的爱。我现在知道了，一直抱怨对方做得不好，其实是因为我不懂得心疼自己，让自己一直承担着不属于我的责任。"

杨力虹老师点评：　　　　　　　　　　　　★ ★ ★

　　在男女性的关系序位里，女人跟随男人、男人为女人服务是重要原则。身处盛产"女汉子"的中国，受重男轻女等内在文化基因影响，很难寻见愿意像月亮一样滋养、包容、支持对方的中国女性，丰饶的阴性力量被歧视，被曲解为"无能"。加上集体潜意识里长期处于受害者位置的女性，更多地走向了另一个极端，发展出了巨大的阳性力量。

在亲密关系里，当女人过于强悍，男人的阳性力量势必会被削弱、被压抑。尤其是男人如果有位强悍、掌控力强的母亲，那么他在婚姻里容易吸引来母亲的"替身"。新娘，有时候是新的娘。男人，也有可能就此拒绝长大，宁愿停留在婴幼儿被安排、被控制、被管束的状态，享受巨婴般的依赖生活。

其实，女人也可以试着慢慢放松自己的肩膀，放下那些不属于我们的重负，放弃用意志力与竞争心来掌控的生活，我们不必用这种笨重的方式来证明对家人的忠诚与爱。尽管，我们都是好孩子，让好孩子长大成为真实的人，应该用智慧而成熟的方式，在序位里去爱，去联结。

当我们带着对自己性别的接纳与认同，回到自己原本的位置时，爱才可以更顺畅地流动。

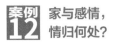

案例 12 家与感情，情归何处？

案主是位大学教师，"高知"女性，在安心正念意向图卡师资班上进行了自己关于家与感情的探索，原因是她经常在家里感觉到身体紧张，有莫名的孤独感，感觉到无法与亲人联结，她不明白这些身体的不适感，情绪的低落、沮丧、孤独从何而来？于是，她开启了这一次的内在潜意识探索之旅。

个案开始，杨力虹老师先请案主从 OH 卡的字卡中抽出想要探索的主题，案主抽出两张字卡：家、感情。杨老师再请案主从人像卡中抽取两张卡分别放在两个主题上代表她的状态，案主决定从"家"这一主题开始探索。

案主打开家这一主题上的人像卡（图4-3）。

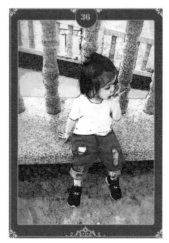

图 4-3

杨老师："在家里面的自己是怎样的？请描述一下。"

案主："我看到一个小孩。"

杨老师："这个小孩几岁了？"

案主："5 岁。"

杨老师："这个小孩身边还有没有其他人，这些都是她关注的人吗？"

案主："有爸爸、妈妈、爷爷、奶奶、大伯、姑妈。"

杨老师："当她关注到这么多人，她有什么情绪感受？"

案主表达感觉自己有点紧张，杨老师请案主闭上眼睛去感受这份紧张在身体的什么位置，案主回答在胸口。同时，杨老师让案主去感觉在那么多人里,谁离自己的距离最近。

案主回答:"妈妈。"

杨老师请案主去感觉一下妈妈离自己有多远。案主情绪涌动,觉得妈妈离自己很远,没有关注自己,也没有关注到身旁的爸爸。

杨老师对案主说,所以当你看向妈妈的时候,试着去叫一声妈妈,去感觉一下她有没有回应。案主感觉到妈妈有点不耐烦,不想让她叫自己。此时杨老师请案主向妈妈表达:你是我妈妈,你就是这样的妈妈,我认同你。

案主表达完,觉得妈妈的表情出现了变化,没有那么烦了,眼神也看向了爸爸。杨老师问,当妈妈看向爸爸的时候,你内心感觉到了什么?案主说感觉到了安全。此时请案主对父母表达:"爸爸妈妈,你们是大的,我是小的,谢谢你们当初选择彼此生下了我。"当案主表达完,她感觉到父母向自己转身,自己内心也感觉到了平静。

杨老师请案主透过爸妈去看向身后的爷爷奶奶、外公外婆以及他们身后更多的家族成员,去感觉家族给自己的支持和力量,并表达对他们的感谢:谢谢你们代代相传,把生命延续到了我这里。我现在已经把你们传递给我的生命传递了我的后代。我也会多去帮助一些人,以这样的方式去荣耀这个家族,我属于这里,你们都是我的亲人,你们每一位在我心里都有位置。

案主表达完，感觉到家人都露出了欣慰的表情。请案主对所有家族成员做一个鞠躬的动作。案主感到一开始的紧张感也消失了。

请案主再抽一张卡代表现在的自己。案主抽到一张卡上有一对爱人在相拥接吻，并

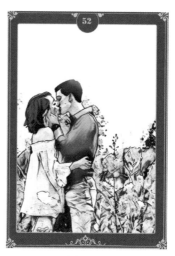

图 4-4

觉得自己就在其中。（图 4-4）老师询问这张图卡给当下的自己带来什么领悟，案主表达："当与自己的家族失去联结时，我会有一种孤独感，这也是我在婚姻感情中时常感受到的。当与家族重新联结，有了归属感，我就会感受到关系中的温暖。"

老师请案主给这张图卡选择一个位置放置，案主将图卡放在了"感情"这一议题上，并觉得没有必要再去探索"感情"这一议题，觉得自己已经得到了答案。

个案结束。

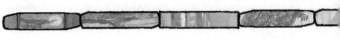
杨力虹老师点评： ★ ★ ★

父母之间的亲密关系会直接影响孩子长大后的亲密关系，如果父母没有给孩子做过爱与亲密的示范，长大后的孩子也不会。当更多家族错位、牵连、纠葛的关系掺杂其中时，孩子经常会在被养育的过程里，感觉到自己是个孤儿。大人们的心都不在自己身上，无人回应之境就是绝境。孤独的童年里，没有支持系统，找不到温暖与爱的成长资源时，内在孩童就会变成孤僻、冷漠、疏离、缺乏安全感，变得敏感、脆弱。而这些部分，都需要由案主本人慢慢地去面对，慢慢地去联结、和解、整合。只有这样，内在越来越完整的案主在婚姻感情里的那种孤独感才会慢慢消融。因为她只有确认在安全的前提下，才能学会敞开自己的身体与内心，也只有这样她才可能真正进入爱与亲密中。

在这个过程里，她还需要面对的是允许自己过得与父母不一样，允许自己享受爱与亲密，出于（盲目的）爱与忠诚，许多怀揣拯救欲的孩子无法允许自己比父母过得幸福美满。而他们成长的代价是带着内疚，丧失清白感地去鼓足勇气，走向自己的人生。

第五章

生命延续着无条件的爱
重建亲子关系

孩子不是我们的私属品，他们只是经由我们来到人间。建立良好亲子关系的前提条件是：父母先学习长大。

——杨力虹

在我们的成长过程中，虽然父母已经尽全力来爱我们，但仍会留下一些成长的遗憾或创伤，有些还会深深地影响到我们现在的生活，让我们难以释怀。我们每个人童年时期与原生家庭的互动关系，也会内化到孩子的心里成为现在的关系模式，形成我们的性格，对我们成人后事业、婚恋、亲子关系、人际关系等各种问题有着很大的影响。

我们童年时期曾经受过的伤痛很多来自父母对待我们的方式，可能让我们感觉到自己是"受害者"。"受害者"习惯于对别人指责、抱怨、怨恨、愤怒等，这些性格特质对我们各种行为模式和思维模式有着很大的影响，导致我们潜能的发挥受限，不断实践着"性格决定命运"的各种故事版本。

其实在父母对孩子的每一个恶意批评或者完美要求的表象下，都是同等分量的爱或者关怀。然而，大部分人对父母的负面情绪都很容易感受得到，对隐藏在他们负面情绪下的关爱却经常

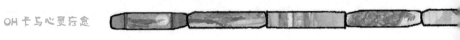
会有种"视而不见"的感觉。于是，每一次经历父母带来的"伤害"，我们内心就对自己说，"没有人爱我"或者"我从来不被他们爱"……同时，潜意识当中就会一直暗示自己说"我不够好""我是一个不值得别人爱的人"……而由于我们对周边信息的吸收，往往都是选择性吸收，我们会不自觉地过滤掉和自己的认知定位不配合的信息，因此这种"不配得到爱"的心理定位，会让我们习惯性忽略掉别人对我们的好，同时放大别人对我们的不好。然后这种吸收来的"不够好""不被爱"的感受又会继续影响我们对周边事物的看法，因此，我们和周边环境的认知互动就进入了一个恶性循环的过程。

在众多家庭系统排列的个人成长、亲子关系重建的个案事件里，经常会运用到孩童卡和成人卡，通过潜意识对话呈现出每个人（父母、孩子）的内在都有着不同程度的爱，只是有的隐藏得太深，不能够简单地用意识觉察得到。而当这隐藏得很深的爱，被真实地触碰到时，其中涉及的每个人都会同时得到疗愈。

【示例卡阵】亲子关系互动

根据"亲子关系互动"这个命题，通过选卡、抽卡两种方式，灵活运用孩童卡、成人卡，探索亲子关系的牌阵。可以根据个案的实际情况进行组合与排列，如存在家暴、外遇、离异等家庭状态里的亲子关系探索，则需要运用上堆下切、层层深入的方法，逐步引领咨询者去深度了解如何唤醒父母无条件的爱，如何重建亲子关系。

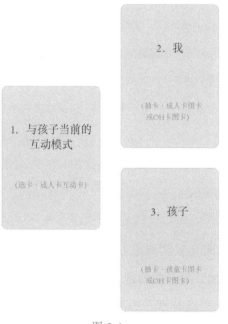

图 5–1

　　1.选出成人卡中互动卡里的一张，代表家人与孩子当前的互动模式。互动卡上的"点"表示着需要用几个人的肖像图卡，"箭头"表示着肖像图卡上的人之间的关系。

　　2.根据互动卡上的"点"数（代表关系里的人数）各抽出一张成人卡图卡对应互动关系里的每个人，逐次与每个人联结，检视自己的心理反应，感受每个人的情绪变化。

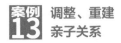

案例
13
调整、重建
亲子关系

> 学员 H 已经从事心理咨询行业多年，甚至成为被当地媒体追捧的"亲子专家"。但她个人的状态却日渐萎靡，每天都揪着心干活，前来她工作室求助的案主也日渐稀少。她感到很无力。她之前从未接触过 OH 卡和家排，这次疗愈的经历让她很震撼。通过这次图卡心理咨询个案，她与自己的家人和解，与家族重新联结。现在，她成为了一名优秀的图卡心理咨询师，充满力量，重新上路。

　　H 学员首先凭直觉选取了一张成人卡里的互动卡（图 5-2 卡 1），代表目前她的亲子关系的互动状态。她认为：上方的"点"代表 H 学员的丈夫，中间的"点"代表 H 学员 16 岁的儿子，最下方的"点"代表 H 学员自己。

　　然后根据互动卡上"点"的个数和排列方式，依次抽取成人卡的图卡分别代表丈夫（图 5-2 卡 2）和自己（图 5-2 卡 3），另外抽取了一张孩童卡的图卡代表儿子（图 5-2 卡 4）。她与每张卡牌联结，去体会关系里每一个人的表情、眼神、情绪、内心状态。通过开放性的提问，带领 H 学员去面对当前存在问题的亲子关系，引导她说出最想对每个人说的一句话，重新去感受关系里的每一个人。她分享的OH卡亲子关系重建的收获如下。

选择这张互动卡时，H学员只是觉得卡牌中的三个"点"刚好代表一家三口，但"箭头"的含义却很模糊。当她将代表三个人的肖像卡按照互动卡提示的"点"的位置进行摆放排列时，赫然发现它恰恰呈现了目前的家庭现状。最让她感觉到困难的是，她因为看不惯丈夫的很多缺点，两人话不投机经常相互指责，久而久之，夫妻两人便懒得直

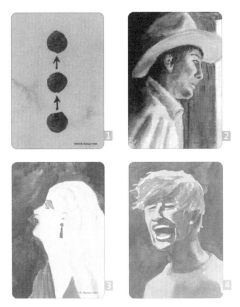

图 5-2

接沟通。她经常让儿子去给他爸爸传话，与丈夫的面对面交流越来越少。

代表丈夫和自己的图卡肖像，脸庞朝向相反的方向，目光各自望向窗外，现实中，丈夫对家里的事情也是漠不关心，两人一同与儿子的互动更是少之又少。

一直站在他们中间的儿子非常愤怒，H学员看见儿子大声哭喊："爸爸妈妈，请你们不要再这样闹下去了，我难受极了，快崩溃了！"

当H学员仔细凝视代表儿子的图卡时，坚硬了若干年的心开始融化，她说："OH卡让我看见了自己和丈夫这些年的冷战竟然让儿子如此痛苦，原来儿子一直在通过各种办法呼唤父母关注他，甚至有抽烟、逃学、网瘾、早恋、打架等极端行为，他希望用这种方式来改变我们的漠然，挽救我们的婚姻。"

引导H学员分别与丈夫、儿子进行"零极限"对话后，让她重新去与图卡联结。她说感受和体会与之前不同了，她朝丈夫走了过去，丈夫也愿意将脸转过来，用温暖真诚的目光迎接她，儿子这时也愿意从他们中间的位置安心离开了。

杨力虹老师点评:　　　　　　　　　　★ ★ ★

孩子是家庭的镜子,他们身上折射出父母的关系状态。孩子的身心症状都与父母如何养育对待自己相关。

阿德勒说,幸福的人用童年疗愈一生,不幸的人用一生疗愈童年。

伴侣关系里,无论你和丈夫做出什么样的选择,都需要对孩子说:"不管我们之间发生过什么事,我们都是爱你的。我们自己的命运由我们自己承担。你只需要安心做孩子就好。"

让孩子在你们的祝福中,如释重负,轻松前行,活出自己。这就是你们身为父母可以做到的了。至于你们之间的关系,得靠你们自己去努力、去解决。把自己的命运转嫁到孩子身上,是愚蠢而自私,未真正长大成人的"巨婴"父母的行为,这样的行为注定会伤害孩子伤害自己,无人受益,所以,让自己真正成熟,承担起自己的命运,为孩子提供充满善意与关怀、爱意与信任的养育环境,就是身为父母者的责任与义务了。

案例14 儿子,妈妈理解你的感受

芊与前夫离异后的第九年,她原本认为离异对亲子关系带来的伤害会随时间的推移而疗愈,然而事实却是,进入青春期的儿子用拳头挥向老师并拒学。芊陪伴儿子选择自在家园杨力虹老师这里进行个案咨询。

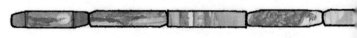

　　芊和前夫离异后她选择到北京工作，儿子留在前夫身边生活。两年后，芊在北京组建了新的家庭，有了一个聪明伶俐的女儿。在新的家庭里，她和丈夫、女儿享受着一家三口的天伦之乐。也许是因为不能陪伴在儿子身边呵护孩子的成长，她内心常常感到自责与内疚。偶尔回去看儿子，每次到离别时，因为不忍看儿子充满悲伤和留恋的眼神，她总是逃跑似的离开。

　　时间流逝，芊希望前度关系留给每个人的伤口能实现自然疗愈。她的儿子转眼17岁了，长成一个高大帅气的大小伙子了。儿子进入青春期后，每当在学校与老师、同学发生冲突时，他的态度就会大逆转，瞬间变成消极对抗的状态。最近的一次冲突发生在前不久，儿子遇到一个同学在微信上用语言嘲笑他，他在同桌好朋友的怂恿下动手打了那个同学，之后老师让儿子向那个被打的同学道歉，与他和解。事情虽然过去了，但是负面影响一直存在。儿子发现自己在班级里的形象被破坏了，同学们用异样的眼光看他，同桌好朋友也非议指责他，不愿意与他交往。他的同桌向老师提出要换座位，不愿意和儿子相处，老师同意了，并在没有征求儿子意见的情况下给他们换了座位。这个事件将儿子积累在内心的愤怒情绪点燃，他被紧紧地卡在情绪里，无力挣脱困扰，走不出来，他将自己关闭在家里，躺在床上任由情绪纠缠。儿子的状态令芊非常担心。站在她的角度实在无法理解，儿子只是在学校与同学闹些矛盾，何至于如此折腾？

于是，芊决定回到儿子身边陪伴他一阵。当儿子得知芊要回去的消息，他说："妈妈，这次我已经努力了，可是我没有力量走出来，我需要你帮我。"儿子急切的呼唤，让芊感受到孩子正承受着巨大的压力，平时给他分享的情绪疏导办法，这次对他已经无济于事，她征求儿子的意见："儿子，妈妈现在对你发生的事情也有一种无力感，我们可以找自在家园的杨力虹老师为你做个案疗愈，帮助你找到产生愤怒情绪的来源，这样就可以有办法找回面对困难的力量。你看呢？"儿子同意了芊的建议。

这天傍晚，芊带儿子找到了杨老师，一阵轻松的交谈后，儿子俨然已经全然接纳了杨老师。在杨老师的带领下，儿子开始了他的第一次身心灵疗愈之旅。为了让儿子放松地进入状态，杨老师建议芊回避一下，于是芊进了隔壁里屋，静静地等待。

芊听到杨老师一会儿来回播放几首曲子，儿子跟着曲子轻快地吹起口哨，一会儿又听到儿子一次比一次高声地重复呐喊："我可以！我是有力量的！"90分钟过去了，儿子进屋告诉她："妈妈，我的OH卡个案咨询做完了，你

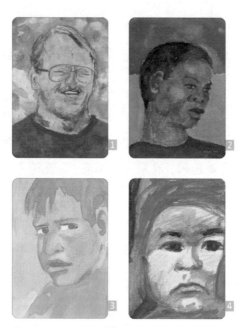

图 5-3

可以过来看看我抽的卡。"芊走了过去，看到台面上摆放着儿子抽到的几张卡片。

芊看见图卡后有些触动，代表芊的那张图卡是一个戴眼镜满脸笑容看着儿子的男人（图 5-3 卡 1），代表儿子父亲那张图卡是一个扭头朝外看的女人（图 5-3 卡 2），代表儿子那张图卡是一个委屈、满眼渴望、期待爱的五六岁的男孩（图 5-3 卡 3），代表儿子的妹妹那张图卡是脸背着哥哥噘嘴生气的小女孩（图 5-3 卡 4）。通过 OH 卡的呈现可以发现，原来在儿子的潜意识里，妈妈是关心他的

"女汉子"，爸爸扮演的是"女人"的角色且一直无视他的存在，妹妹不接受哥哥，心里排斥他，而儿子自己则是一个五六岁的孩童。这些画面的呈现，让芊明白了这些年这个离异家庭的关系存在的问题并未因为时间的流逝而自然疗愈，这些问题一直还在影响着关系里的每一个人。

儿子的个案完成后，芊请教杨老师："我一直感觉儿子有很多愤怒压在心里，他常常因为一些小事情引发这些情绪，而他自己卡在情绪里走不出来，我怎样能帮助他？"杨老师说："孩子的主要问题首先是内在孩童被卡在'受害者'的角色，内心压抑着很多愤怒；其次是和他与父亲家族没有联结，没有根，缺乏安全感；再次是妹妹排斥他。这些问题需要通过个案让他去与潜意识对话，改变他之前旧的认知模式。他尤其需要与父亲的家族做联结，父亲是孩子阳性力量的来源。"

于是，芊帮助儿子预约了后续个案的时间，为鼓励儿子经由杨老师带领去达成身心灵的成长，她给儿子分享了自己个案的经验和收获："儿子，妈妈曾经也做过杨老师的身心灵疗愈个案，做过之后，妈妈觉知了内心很多无名恐惧的来源。因为看见了，所以害怕少了很多，因而逐渐放下了'恐惧'这个禁锢自己多年的旧信念，身心获得越来越多的安全感和愉悦感。"儿子欣然接受了芊继续个案

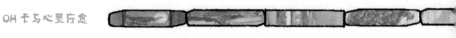

的建议。

接下来几天发生的几件事情，让芊不由惊叹身心灵疗愈个案的神奇。她用微信即时与杨老师交流请教儿子在个案疗愈过程中出现的情绪反复的状况，让自己可以放下牵挂和担心，静静观察儿子的情绪起伏及情绪背后潜在的控制力量。

芊陪儿子小住几天后返京，回家后女儿拉着妈妈参观和分享这些天制作的手工作品。原来女儿在床边墙上挂上了自己亲手制作的相片夹，每个小夹子上都挂着她亲自挑选的相片，除了现在芊一家三口的相片外，还挂上了她的外婆、爷爷还有哥哥的相片，女儿还逐一对每张相片做了介绍。以前女儿从不愿提起哥哥，一听家里大人提起就生气，这次怎么会有如此大的变化？难道这和儿子做的个案有关？于是，芊将惊喜分享给杨老师，杨老师回复："个案关系里每个人的疗愈都在同时发生，这是同时发生性即荣格心理学中的共时性理论。"

疗愈仍在持续发生，在做过个案后的几天，儿子与他爸爸发生了激烈冲突。后来芊了解的情况是：儿子认为他在学校受到了班主任老师的不公平对待，而他爸爸不出面解决，反而给他灌输一堆大道理，他认为爸爸是站在老师的立场指责他。芊尝试着劝说前夫陪儿子一起面对和经历

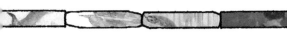

这次难关，这正好也是他们父子和解建立联结的好时机，但前夫一味地逃避，让她赶紧将儿子接走。芊接纳了前夫当前内心没有力量的状态，他自己也需要成长。

儿子决定放下学校林林总总的烦恼，到北京来散散心，芊答应了孩子。儿子来后，家里出现了兄妹融洽相处的温暖场景。妹妹依偎在哥哥的怀抱里玩游戏，还和哥哥说："哥哥，你常到北京家里来，我明天用零花钱请你去吃意大利面。"（这是女儿前所未有的与哥哥交流的表现，在儿子做个案之前，女儿从不让哥哥靠近她，见到哥哥，总是莫名地生气找碴儿。）芊惊喜地看到儿子已经成功解决了被妹妹排斥的这个问题。

经过儿子的个案疗愈，芊已经能够接受儿子长期请假，甚至闹着退学不愿意回去面对班级里同学们的情绪起伏。因为当她了解儿子的内在孩童仍处在五六岁的状态，就能理解他在学校遇到人际关系紧张时，出现的各种闹情绪、任性、不顾后果的表现，也能清楚地知道在这个时候，他最需要的是妈妈的理解、尊重、包容与支持，陪伴他一起感受他的难过，陪伴他面对成长蜕变的痛。

等待机缘再次来到时，儿子和杨老师的个案之约还将继续，芊相信儿子可以继续勇敢地成长。

杨力虹老师点评： ★ ★ ★

　　单亲父母旁边伴侣位置的缺位，通常是由充满了爱的孩子冲上去，填补这个空位。如果是异性子女，这个孩子很易成为单亲父母的情绪配偶。这就是我们通常见到单亲爸爸与懂事早熟的女儿，单亲妈妈与懂事早熟的儿子组合，不是夫妻，胜似夫妻。不要以为孩子懂事早熟是好事，当"问题少年"为情势所困，真实样貌无法被看见，情绪被深压，需要被深埋，待成为"问题中年"时，就很难收场了。而同性的单亲父母与孩子也易形成既对抗又相互拖累、纠缠的格局。这样的错位，容易给父母和孩子造成以后情感生活的困扰，尤其是对孩子的亲密关系会有很大的影响。无辜的孩子没有从父母那里学会爱，却奋不顾身地为父母去填补不属于自己的空位，有些甚至不惜以牺牲自己的幸福和未来为代价。

　　孩子都是充满爱的，这份爱是真诚的，可惜它常常盲目而无效。

　　孩子内心无法统合的分裂感会引发孩子情绪上的纠结、焦虑、抑郁、愤怒等，但拨开这些情绪的表层，无疑都会看见爱与忠诚。

案例 15　当我们都不再逃

　　芊的儿子继续进行个案疗愈，在杨力虹老师引导下，他把积压许久的满腔愤怒释放出来时，破坏力量如此强大，甚至砸烂了家里一把铁椅子。真为他恨着的老师捏把汗，其实老师只是他父母的代表，因为无法对父母拳脚相向，所以指向了老师。

　　第二次做个案时，芊坐在一旁陪伴，个案咨询过程中，她目睹了儿子如洪水猛兽般的愤怒。虽然她无法理解儿子为何愤怒至此，却已经能够接受他发作的样子。

　　儿子愤怒的情绪很顽固，根源挖了很深，他却依然无法跟随杨力虹老师的引导向班主任老师真诚地说出："毕老师，我理解你的局限，我也有我的局限。"儿子拒绝与毕老师和解，宛如前夫拒绝与儿子和解，他们时而用嗔怒指责，时而用逃之夭夭，时而用扬言动武等行为来解决问题的方式也如出一辙。杨老师告诉芊，儿子对毕老师的愤怒是表面的，或者说毕老师只是个替身，是宣泄愤怒的出口。孩子当然有更深层的内在动机，他用拳头表达的是内心深层的渴望与期待，对他无法拳脚相向的两个人：父母。芊听了后，领悟了此次危机自己的使命是要去学习如何给予孩子无条件的爱。她相信自己已经具备陪伴儿子勇敢地继续寻根溯源的能力，她鼓励自己的内在孩童说："你已经成长，在儿子内心成长的道路上可以更好地陪伴他，相信自己有力量带领儿子勇敢度过这次危机。"

　　通过在个案中儿子与杨老师的问答，芊捕捉到了儿子流露出与毕老师和解的可能性，儿子要求父母出面与毕老师交涉，告诉老师他的行为对他造成伤害的程度，要求老师真诚地向他道歉。

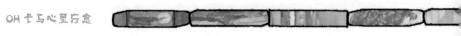

　　芊若是不亲历儿子的个案过程，她觉得自己会习惯性地批评孩子胡闹，完全不可能答应孩子的要求，而是会自然地加入到老师的战队里与孩子对峙。儿子的个案场景让芊看见了儿子被愤怒控制，无助的他需要父母的力量支持。于是，芊与毕老师约谈，当起儿子的辩护律师，陈述儿子因老师的不公平对待让他感觉被当众羞辱，给他带来了内心伤害，希望老师认识到自己的行为方式不妥并向儿子致歉，希望老师本着以人为本的教书育人原则与家长配合，不抛弃不放弃，用积极态度争取孩子的谅解。聊了很长时间，被芊晓之以理动之以情，毕老师最终同意向孩子道歉。那一刻，芊感觉到了自己的内在正被焕发的母爱力量激荡着。

　　回家后，儿子忍不住向芊打探和老师交流的情况以及老师的态度，芊说："儿子，今天妈妈向老师说了你的委屈，老师了解情况后表示非常抱歉，希望你能够原谅他，重返校园。"她说完，明显感觉到儿子一阵轻松，但是碍于面子，他表面依然坚硬："那得看看老师的诚意。"她说："接下来几天，毕老师会找机会向你致歉，然后安排搜集你这段时间落下的课件交给你，并帮助妈妈向学校申请办理你请假在家自习的手续。"这些话语如雨后甘霖滋润了孩子渴望被爱的心灵，他露出了拒学以来鲜有的笑容。

　　芊对儿子无条件的支持，帮他出面与老师据理力争，令儿子有些感动。时逢新年之际，他即兴写下了他2014年的第一条微信朋友圈："2013年过去了，新年的礼炮迎来了2014年。回忆旧的一年我努力奋斗过，我也迷失迷惘过；我有开心过，我也悲哀过。总结过去的一年总有太多的遗憾，但是人要往前看，未来的一年是奋斗的一年。比起浪费的一个月我还有五个月去努力，去为自己这十二年交一份满意的答卷。迈过1314，祝福自己快乐要保留一生一世。"芊给儿子点了赞，同时回复评论："儿子，在妈妈眼里，你2013年也有很多收获，收获了北方的雪景、北京绚丽的春季、北京家人温暖的亲情和剑桥中学的友谊，还收获了内心破茧成长的痛并学会了坚强。"

第二天，儿子又冒出新的恐慌情绪，他说："妈妈，我爸爸那边怎么办？他不支持我，和我说他要去香港，很久都不会回来，他不再管我的事，让我不要回家去烦爷爷奶奶。"芊说："老师的事情先解决好，你爸爸的事情等过两天再去面对。你爸爸正在气头上，等他情绪过去后，妈妈约你爸爸好好谈你的事情，争取他对你的支持。"

芊已经觉察到前夫与儿子的纠结是投射到儿子与老师关系危机的根源，儿子的两次个案疗愈撼动、扰动了前夫的情绪，前夫选择了再次逃之夭夭。而芊自己也许因为不愿意面对前夫的指责情绪，（离异以来，每次她都是在孩子遇到成长问题时与前夫交流，而前夫总是习惯性地抱怨指责她，说造成孩子各种问题的原因正是他们的离异，令孩子从小失去母爱。）所以芊原本没有准备好约前夫面谈，甚至期待等到儿子内心有力量时，自行去穿越他与父亲的关系障碍，寻根溯源，寻找到与他父亲家族联结的力量。可是如今她已经答应儿子约前夫好好谈谈，怎么办？正当纠结之时，让她意想不到的事情发生了，前夫竟然主动约她见面，莫非疗愈已经在他身上同时发生？

　　芊和前夫恳谈了近三个小时，他们离异后从来没有过这么长的谈话时间纪录。当她看到前夫多次闭目摸头的表现，理解了这个男人面对孩子挑衅时的愤怒，面对孩子爷爷奶奶担忧时的焦虑，面对前段婚姻感情时的负疚，也理解了目前的这些困难纠缠着他，而他无力面对和处理，他唯有选择逃离。芊说："我看到你这些年为儿子的付出，这些年辛苦你了，谢谢你！现在儿子长大了，他渴望生命的独立，在独立的过程中给我们带来了很多烦恼，如果我们此时学会多尊重儿子，信任他可以自我成长，允许他可以有与我们不一样的命运，相信儿子会逐渐走出纠结，轻松地活出他自己。"前夫没有再习惯性地反驳她，他说："我和你的观念不一样，也不能说你的观念是错的，我的观念是对的，只是儿子随你不随我。我现在也想通了，只要是能有效解决孩子问题的我就支持。"

　　前夫的"大男子主义"观念非常地顽固，这些年他与她僵持着，就是为了证明对方是造成离婚的过错方，而儿子正站在他们之间承担着他们对与错纠结的困扰。儿子的叛逆，让他们可以放下过去的恩怨，坦诚地沟通，双方之间的认可与感恩代替了过去的指责与抱怨。他们彼此的改变是"历史性"的突破，芊感动地说："我非常感谢你当年的放手，让我可以自由地追寻自我，让我有机会成长，可以为自己的生命负责。以后我会用更多的时间陪伴儿子，请你放心。我祝福你能从过去的感情中走出来，迎接你生命的另外一半，我和儿子都会为你的幸福而快乐！"

　　当芊告诉前夫，她决定回到这座城市，用半年的时间陪伴孩子冲刺高考，他终于可以彻底放下对抗，与她一起探讨如何帮助孩子解决问题的方案，并最终支持孩子的决定。

　　儿子终于重新回到了校园，站到了高考冲刺的跑道上。芊陪伴儿子亲历 OH 卡个案疗愈，经历了个案的整个过程，她惊奇地发现来自前度婚姻关系的和解给她增加了处理儿子问题的智慧。她感觉这些天如有神助，帮助儿子一个个闯关口，虽有难度但都很顺利。这段关系里，每个人都开始勇敢面对，当他们都不再选择逃避时，疗愈如此自然地发生了。

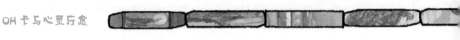
杨力虹老师点评: ★ ★ ★

　　每一个孩子都是既爱父亲也爱母亲的。这两股力量如果因着父母的恩爱、良好互动而统合，孩子一定会健康快乐、内在和谐、开朗阳光。如果这两股力量缺失其一，或者被单亲家长恶意限制、对抗、中伤等，孩子内在就会出现撕裂的伤口。当他们无法被允许去跟父母中出走的另一方联结时，这无异于杀了孩子。

　　芊的儿子用自己挣扎、纠结、愤怒以及和解的生命历程，表现出一个离异家庭的孩子潜意识里深藏的秘密，那些行为都是渴望被爱、希望被父母关注的不同表达方式。

　　破碎家庭中，首先需要成熟的是父母，尊重彼此曾经的陪伴，理解彼此的局限，接受对方本来的样子，而不是用互相中伤、限制孩子与对方接触的方式，来阻止、否定曾经的联结。请你们看着孩子，真诚地对他说："我们是大的，你是小的。你只需要做孩子就好，我们自己的事情自己解决，无论我们之间发生什么事，请你相信，我们都是爱你的。我们会在心里为你留一个孩子的位置，请你在心里为我们留一个父母的位置。"

　　当孩子听到这番话，会如释重负，轻松前行，成为自己。

　　作为父母，当你可以以成熟的方式来对待前任伴侣，承认他在自己心里有一个位置，尊重、接纳本来的他，与他真正地和解，孩子就可以从错站的位置上退回了。

　　当芊允许自己的生命绽放，当她听从内心的声音，她就有路可走。

案例
16 父母间的第三者

> 12岁的阿米，上课不专心，成绩下降，走路前倾，脚跟
> 不着地，脾气越来越暴躁，冲家人发火的次数越来越多…… 她
> 正值青春期，父母担心这个孩子，于是，带她找到杨力虹老师
> 做咨询个案。

杨老师请阿米画出自己和家人时，她只能画出头部（图
5-4卡1），说从来没画过身体。在现实中，阿米走路前倾，
不稳。

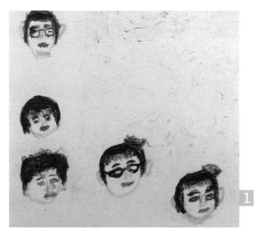

图5-4 左行（从上到下）：父亲／母亲／奶奶；
中：戴眼镜的自己；右：不戴眼镜的自己

　　杨老师让阿米抽取三张图卡探索她原生家庭的关系，先抽取一张孩童卡图卡代表自己（图5-5卡2），再抽取两张成人卡图卡分别代表父亲（图5-5卡3）和母亲（图5-5卡4）。她将代表自己的那张卡一直摆放在代表父母的两张卡之间，OH卡呈现出，在阿米的潜意识里，她一直让自己站在父母之间，不肯退回到孩子的位置。

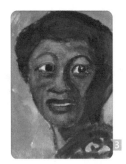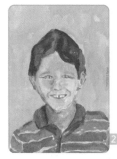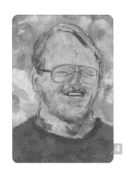

图 5-5

　　阿米告诉杨老师说："我站在他们中间，可以保护他们不出事。"

　　杨老师问："哦，你担心爸妈会出什么事呢？"

　　阿米答："爸爸妈妈在我7岁时经常发生冲突，爸爸在外面有了'小三'，妈妈伤心欲绝，他们经常吵架。他们之间的每一次冲突，我都记得非常清楚。有一次，我看到妈妈拿着扫把打爸爸，还有一次看到妈妈差点儿用菜刀砍爸

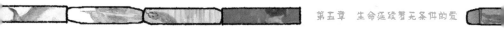

爸。我担心他们这样会出人命。从那时起，我就会上课走神，完全听不见老师和同学的声音，我觉得自己这样做是'自我催眠'，经常要同学捅我一下，才可以回过神来。"

杨老师问："你觉得站在他们中间感受怎么样？"

阿米答："我希望自己站在父母中间，让他们之间的矛盾少一点。感觉自己站在父母中间，心跳加速、心慌，但跟父母近，会温暖。"

杨老师问："你现在可以移动一下图卡，将代表你的那张卡移动到另外一个位置，将爸爸妈妈的卡放到一起，然后感受一下自己的感觉，可以吗？"

阿米按照杨老师说的做移动，反复了四次还是不肯将代表爸妈的图卡移动到一起，她说："移动了我的卡，让爸爸妈妈的卡放在一起，这样我感觉离他们远了，我害怕他们会出事。"当杨老师请她跟自己的身体联结，再去感受移动图卡的感觉，阿米说："现在站在这个位置上，我能变得平静了。"

杨老师让阿米反复用这两个位置测试，阿米最终做了选择：让自己平静，交还父母的命运（图5-6）。

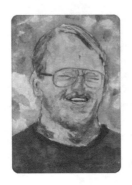 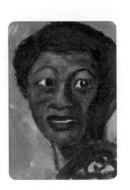

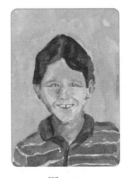

图 5-6

阿米交还父母的命运，退回了孩子的位置后，她终于可以做一个勇敢的动作——转身，走向自己的未来。杨老师陪伴阿米找到了她在学校获得作文奖时成功的喜悦，帮助她卸下了心锚，重新树立了自信心，重新绘制了她的信念地图，也让她开始训练自己的觉知力，与大地联结的能力等。个案结束时，再让阿米拿起画笔，她画了学校，还画了四肢健全的自己。（图 5-7）

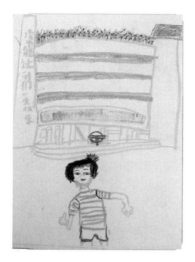

图 5-7

杨力虹老师点评: ★ ★ ★

　　这就是一个孩子，这个孩子的身体里面住着两个她：一个是有着正常需求的孩子，她希望父母关心、呵护、重视自己，需要父母的抚养、陪伴、教育；另一个是无条件爱父母的孩子，虽然这份爱盲目，但是天然、自发。就像阿米，她天真地以为自己站在父母中间，就可以调解他们的关系，让一家人和谐。她不知道的是任何亲密关系都具有神圣性（因为只有亲密关系才可能诞生新生命），只属于当事的双方，而任何第三者（包括孩子）的加入，都会使亲密关系破裂。所以孩子帮忙，只会越帮越忙。好在，最终她选择了退回到孩子的位置。

　　幸运的是，她才 12 岁。幸运的是，她的父母有这样的眼光与认知。仍然需要提醒父母们的是：孩子都是充满爱的，孩子的问题多半源自家庭，根在父母。

　　看见，即是疗愈的开始。各归其位，便是和谐顺畅的起点。

　　祝福阿米和她的全家！

第六章

金钱没有过错

吸引丰盛的财富

> 如果你不肯张开双手，欢迎金钱，它也只能绕道而行；如果你紧锁心门，对金钱心怀恐惧，它也无法靠近你。请你把属于父母的，对金钱的恐惧感还给他们。
>
> ——杨力虹

我们很多人都有这样的感受，提起金钱，总是有不安全感：要么感觉金钱匮乏，总不够用；要么感觉赚钱很难，辛苦付出了却得不到回报；要么拼命地工作赚钱，有了钱却感觉不到快乐；要么害怕有钱会让家里的男人变坏……

这些感受的存在往往与我们对金钱的观念有关：我们不喜欢钱，却又需要钱。这也许是我们在童年时期，看见父母对金钱的态度，从而在潜意识层面形成对金钱认知的投射。有些人小时候，爸爸赚钱能力比较弱，如果妈妈常对爸爸唠叨指责，就会让孩子将过错归咎于金钱，认为是它造成父母不和；有些人小时候家庭拮据，妈妈持家特别节俭，购物的时候一角钱一角钱地砍价，自己和家人舍不得吃穿，这种情景常会让孩子对金钱产生紧张和恐惧感；一些人家里富裕，而父母却经常为金钱引发战争甚至离婚，妈妈常对孩子控诉金钱的罪恶，男人有钱就变坏，因为有钱，爸爸在外面就有了别的女人；也许有些人身为女强人的妈妈离世与做生意亏钱相关，于是，身为孩子不敢拥有危险的金钱；还有一些人也许有蔑视母亲的心理，金钱便会远离他们……

我们通过各种不同方式去赚钱，追求财富，而内在又如此恐惧、害怕、拒绝金钱，自然就不难理解我们为什么会经常处于金钱匮乏的状态，或者是收获来之不易的金钱却没有喜悦感等现象。

运用 OH 卡与潜意识对话，可以洞悉我们小时候发生过什么造成如今对金钱的态度，检视父母的金钱观念是如何影响着自己的。在厘清金钱关系的个案实践中，经常将 OH 卡、孩童卡、成人卡、伴侣卡混合搭配使用。

【示例牌阵】我与金钱的关系

通过这个牌阵（图 6-1），去联想与金钱相关的生活场景，然后在冥想中去靠近金钱，感受内在的情绪反应、金钱的反应等。觉察呈现出潜意识层面自己对金钱的态度，是接受、抗拒，还是内疚？……通过解读金钱和自己的关系，寻找适合自己且能理顺自己和金钱关系的途径和方法。

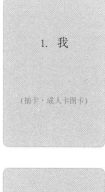

<table>
<tr><td>1. 我

(抽卡·成人卡图卡)</td><td></td><td>2. 金钱

(抽卡·成人卡图卡)</td></tr>
<tr><td></td><td>3. 我与金钱的
关系

(抽卡·伴侣卡图卡
或OH卡图卡)</td><td></td></tr>
<tr><td>4. 我与金钱的
关系障碍点

(抽卡·OH卡图卡)</td><td></td><td>5. 理顺关系的
途径和方法

(抽卡·成人卡互动卡
或OH卡图卡)</td></tr>
</table>

图 6-1

1.在成人卡中抽取一张图卡代表"我"。

2.抽取另一张成人卡图卡代表"金钱"。

3.在伴侣卡中抽取一张图卡代表"我与金钱的关系"。

4.在 OH 卡中抽取一张图卡代表"我与金钱的关系障碍点"。

5.在成人卡的互动卡中抽取一张，代表"理顺关系的途径和方法"。

6.思索图卡带来的启示和感悟。

案例 17 用 OH 卡自我 探索和金钱的关系

> 莎莎一直感觉自己与金钱的关系不和谐，每次想到有关金钱的事情，她总会内心发堵，紧张、恐惧的状况随之袭来。她曾经参加自在家园"OH 卡心灵明镜工作坊"的学习，也经常用 OH 卡帮助身边的朋友们。这天，她决定用 OH 卡探索自己与金钱的关系。

这天，莎莎开始用 OH 卡自我探索，她先后抽取了五张 OH 卡心灵图卡，分别代表自己、金钱、与金钱的关系、关系障碍点以及解决方案。

抽卡后，莎莎通过自我提问的方式与 OH 卡的图像联结，她直觉牌面传递的信息是：代表"我"的成人卡图卡（图 6-2 卡 1）是一辆沉重的火车头，冒着浓重的黑烟，在铁轨上缓缓爬坡穿越隧道。正如生活中的自己，每天气喘吁吁、身心疲惫地奔波着。代表"金钱"的成人卡图卡（图 6-2 卡 2）竟然是一个没有长大的"成人"，一个小男孩在无力又无奈地傻笑着。"与金钱的关系"的伴侣卡图卡（图 6-2 卡 3），整个画面的色调都是忧伤的，夕阳下，可能是彼此的分离、哭泣，抑或是指责、怨怼。"关系障碍点"的 OH 卡图卡上（图 6-2 卡 4），是一个人的身影，背后有很多重影，显示每个人的背后都有很多有形或无形的家族成员的关联，直觉是与家族力量的联结出现问题。代表"解决方案"的 OH 卡图卡（图 6-2 卡 5），一个女人恣意地抽着烟，身体放纵而懒散地斜靠在门框上。虽然她看上去不雅观，但又是那么真实，是毫不掩饰的一种开放的场景。这勾起了莎莎心底的一丝羡慕，自己从来都是别人眼中一本正经的乖乖女,有时甚至是传统和古板的,

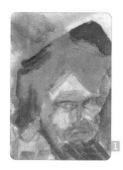
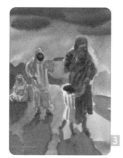
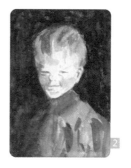
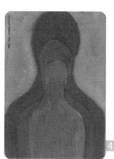
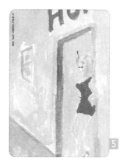

图 6-2

自己多想能像她那样浑身散发着女性魅力啊！也许，OH卡启示自己要先从学习做一个柔软的女人开始……

莎莎第一次OH卡排列结束后，这些画面一直萦绕在脑海。但是对于"家族力量的联结是与金钱的障碍点所在——造成自己与金钱的关系是忧伤的、不和谐的关系——应该学习做一个柔软真实的女人"这个脉络，莎莎并没有更深的触动，她也没有真正去深究和理顺家族动力的原因所在。

两天后的一个清晨，她安坐在沙发上听音乐、看课件，没有任何期待。不知什么时候，被哪个旋律还是哪句歌词触动，她的情绪突然崩溃，竟然哭得稀里哗啦，她任由自己的情绪尽情地释放。她仿佛听见一个小女孩儿，大清早跟自己的父母哭喊着："我不想去上学！我不想去上学！我就是不想去上学！"仔细一听，她听到了自己内心发出的哀求："我不想努力，不想优秀，不想拼命了。我不要去赚钱，我就想什么也不做，我就想这么懦弱着，我是女人，我就要懦弱，我就是要懦弱！"那种委屈、无助，像是已经在内心深处、在无数个被压力压得无法承受的时候呐喊过无数次了，但是她从来没有去静心地倾听过一次！然后这就成了她内在总是感觉无力的原因之一，成了总是想要退却的原始动力。有意思的是，当爸爸妈妈看见和接纳了小女孩儿哭喊着不想去上学的这种情绪，小女孩儿叛逆的劲头反而就过去了，她一会儿就又高高兴兴自愿地去上学了。当莎莎看见了自己内在孩童的脆弱无力，接纳她并释放了她的情绪后，反而感到内心一片轻松和宁静，如同理清了很多纠结，感到内在动力升起，无力感也减少了很多。

　　过了两天，莎莎又抽了OH卡，探索她与父亲的关系。听老师说过，一般情况下，事业感到无力，金钱能量受阻，应该先从与父母关联结接这一层面去探索。刚一开始，她没往这方面去考虑，是因为觉得与父母关系的这一部分，已经在一些大大小小的工作坊和课程中疗愈过很多次了，自认为应该没什么问题了，虽然因家里姐妹多，而父母想要一个儿子，所以自小她就被送去外婆家寄养，10岁时才回到父母身边。（从心理疗愈的角度来讲，这对一个孩子的伤害是很大的，特别是如此做法会使孩子因跟父母的联结中断而造成将来安全感缺失、不自信、无力感等。）但

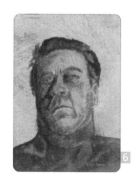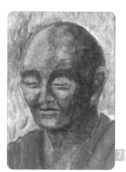

图 6-3

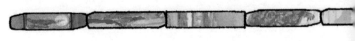

因为她已经做过几次疗愈，感觉自己不恨他们，甚至很爱他们，应该没什么问题。出于好奇，她还是想重新探索一下，看看有什么新发现。

莎莎在成人卡中分别抽取了一张图卡代表自己（图6-3卡6）和父亲（图6-3卡7），她感觉自己像是一个很严肃的领导，代表父亲的图卡是一个正闭着眼睛满脸沧桑的老人。在她的记忆里，父亲在家里一直少言寡语，似乎除了挣钱，其他事情一概不关心也不过问。父女之间很少交流，除了他喝了酒半醉时，所以小时候的她很喜欢喝过酒的父亲，至少他们终于可以聊天了。而现在通过与图卡的联结和觉察，她得以看到并理解了父亲内在的那份苦楚，养育这么多个孩子，而且都培养得很优秀，他当时该有多么大的压力啊！他爱每一个孩子，只是他实在没有多余的精力了，他觉得只有挣更多的钱，让孩子们可以读更多的书，以后过上好日子，不再重复他们这一辈的老路，才是对孩子们最大的爱！她感受到了他那矮小身体和沧桑皮肤内用生命在表达的那份厚重的爱！

父亲的价值观无意间深植于莎莎的潜意识，不禁承继了父亲对于金钱的那份沉重。

于是在冥想中，她与父亲做了内在对话，把她想对父亲说的话都说了出来："爸爸，你心里的苦我看到了，你

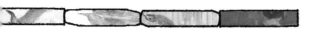

的局限我也理解了，我全然接受你作为我的父亲。我的生命承接你和母亲而来，我好好地活好我自己的人生，就是对你们最大的报答。我会用生命去服务更多的生命，来荣耀你们。爸爸，谢谢你，我爱你！"说完，莎莎再回头去看代表父亲的那张图卡，她本希望能看到父亲把闭着的眼睛张开，结果并没有，但无意间却发现父亲闭着眼睛的眼角流出了一滴泪。父亲因为被看见、被理解而触动了内在最温柔的情怀，感动而泣。她接着再看代表自己的那张图卡，那种强装出来的高傲、拒人千里的威严没有了。她的面部表情温暖了许多，还有一种因内心被触动而变得柔软，想抽泣的感觉。原来所有的拒绝背后，都是对爱的渴望。

这时，她终于明白，为什么自己总是停不下来地往前冲，为什么总是给自己完全超出负荷的压力，为什么总是没办法轻松地活。原来在她内在深处，有一个生命原动力的渴望——"爸爸，请你看看我！"从小到大，自己那么努力地读书，每年成绩都名列前茅，那么用功，中考考了全校第一。大学毕业分配到人人都说只要不犯错误，从入职就可以安稳等着退休的单位。自己那么勤奋地工作，哪怕身心俱疲，不断被提拔，不断被重用。自己所有的努力和表现都是缘于内在那个还没成长起来的小女孩儿单纯的愿望，她当时并不能理解父亲的局限和压力，她只是想得

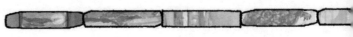
到父亲的关注和爱,希望被父亲看见,希望得到父亲的肯定。

莎莎在开始探索自己与金钱关系的这几天,不断地获得觉察和疗愈。她最大的感受是,疗愈不是一天两天或当下就会见效的事情,很有可能是会在接下来一段时间里,都会让你有不同的感悟、释放,而所有的疗愈,似乎都是从看见开始的。疗愈与父母的关系,就是疗愈与金钱的关系。她鼓励自己:"修复与父亲联结的创伤,重新获得从父亲那里传递来的力量。与金钱和解,将会让我更有自信地在人生路上有力量地走下去。自我探索和疗愈的路还很长,还在继续。感谢OH卡的呈现和陪伴!"

杨力虹老师点评: ★★★

孩子的需求总是那么简单,但却那么重要,孩子的心又是多么容易受伤害。这个受伤害的心没有得到及时抚慰,就会被压抑到内在深处,存放在潜意识中,成为潜在动力,成为她生命底色的背景音乐,时不时播放,并吸引来类似的困境在人生中不断循环上演。

看见,疗愈也就开始了。伤痛需要浮上水面,需要被看见,需要被疗愈。你最终会发现,所有痛的背后,都是那份对爱的渴求。

联结到爱本身,便有了疗愈心灵的良药。金钱与爱相关,它会流向有爱的地方。

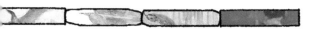
事业与金钱，
为什么会困扰我？

> 案主是位女性，刚进入助人工作领域，她并不缺钱，却始终认为钱要非常辛苦才能赚到。因为执着于这个僵固的内在信念，担心与恐惧让她的助人事业裹足不前，无法如她所愿顺利地开展。探索并改变内在对金钱的信念，是她这次个案的主题。

案主的议题是事业与金钱。

她从 OH 卡的字卡中选择了这两个议题的字卡部分，接着抽选出了 OH 卡的图卡部分，反扣在了这两张字卡上。

杨力虹老师询问案主对哪一个议题更有兴趣。案主决定首先探索事业，她翻开了 OH 卡的图卡，老师询问案主通过直觉在这张图卡上首先看到了什么。案主认为自己看到了一只手被另外一只手握住，老师接着询问案主："你觉得这两只手是一个人的吗？"案主觉得这两只手应该都是她自己的。

听罢，杨老师请案主来做出图卡上的这个动作，在案主做出这个动作以后老师让她闭上眼睛去感觉一下当两只手做出这个动作的时候内在有什么样的变化，身体的感觉

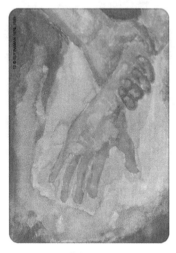

图6-4

和内在的情绪又有什么样的变化，脑海中有什么样的念头浮现。

案主描述做这个动作的时候有一种自己被控制住的感觉。老师让案主感觉一下是谁在控制她。案主停顿了一下说，感觉控制她的人就是她自己。老师让案主尝试一下这两只手还有没有其他的可能性，如果有下一个变化发生的话那将是一个怎样的变化。让身体告诉自己，这个变化将会怎样去发生。案主觉得她现在可以尝试一下放开手，老师继续引导案主："请你去体验一下，如果这个变化发生了，你的内在又会有什么样的变化呢？"

案主把手放开后，表示感觉挺好的，轻松了许多。老师请案主再次睁开眼睛，再一次看看这张卡，看看有没有任何新的发现。案主说之前看到这张图卡只觉得是束缚，但是现在发现这其实也可以是一种助力。

老师请案主带着把这张卡看成助力的眼光，再去试试做出这个动作，看这个动作是否还能带来一些不同的

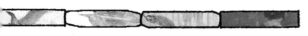

变化。

案主深呼吸了几次之后说感到这个动作变得很不一样，现在感觉两只手都非常有力量。老师询问这个动作现在给案主的情绪带来了什么样的变化，案主又深深地呼吸了几次，情绪上似乎变得更加坚定了。

老师请案主再次打开眼睛去看看事业这个议题，感觉一下情绪和身体感觉的变化，它们和事业这个议题有什么样的联结，又或者它们之间有怎样的一种关系。

案主感觉到一种想要用力伸出手去的感觉。老师问案主现在是否可以达到这样的状态。案主想了想，觉得现在的自己还不确定能达到这样的状态。老师继续询问案主愿不愿意多给自己一点时间去达到这个状态，案主表示愿意且非常希望自己能够达到这个状态。

老师拿出了四个小人偶排成一排，询问案主："如果有四个力量可以去支持你，你会选择哪一个？你觉得这四个力量哪一个更能支持你？"

案主选择了其中一个橙色的小人偶。老师将人偶放到事业图卡的旁边，询问案主："当这个人偶放到你的事业议题旁边的时候，你觉得它让你的事业起了什么样的变化吗？"案主想了想说觉得有了依靠。

老师请案主站到这张图卡的位置上，朝向自己的事业

图卡，去体验一下有这个力量的支持后，这个依靠会带来
怎样的动力，这个力量会是让她前进、后退或是旋转。当
这个力量在她的事业旁边的时候，请她真切地去感受这个
力量，如果有一个移动会发生的话，去顺应这个发生。

案主感应到一种很温暖踏实的感觉。老师引导案主去
感觉有没有移动的意愿，案主慢慢地转向了图卡的右边，老
师询问案主当这个移动发生的时候内心有没有什么变化。案
主感觉到四周更加光明了。老师请案主回到自己的位置上带
着这种光明的感觉重新来看看事业的这张图卡，感觉一下，
这张图卡带来的是一种怎样的支持与洞见。案主觉得这张图
卡给她带来的感觉是很热情、很光明，有一种红红火火的氛
围，而这种氛围给了她很大
的动力与支持。

接下来，案主开始探索
关于金钱的议题。

翻开了图卡后，案主的
第一直觉是看到了一个人抱
着吉他在唱歌，老师询问，
这个唱歌的人是谁，你认识
他吗？案主觉得他应该是一
个摇滚歌星。

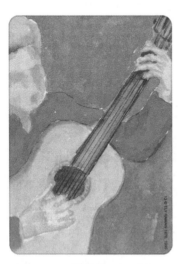

图 6-5

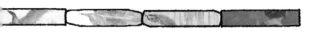

老师请案主闭上眼睛听听看，他正在唱哪首歌呢？是什么样的嗓音呢？同时请案主把那个调子哼唱出来。案主轻缓地哼出了一段节奏清晰的旋律。老师询问案主当这个调子被哼唱出来的时候你的身体有什么感觉。案主觉得很轻快，情绪上也感到很高兴。

老师接着引导案主："去感觉一下，这个轻快和高兴的情绪和金钱这个议题有什么样的联结呢？"老师请案主再次睁开眼睛去看看这张图卡，案主盯着这张图卡看了一会儿，表示感觉自己就应该像这个图卡上的人一样，用很轻快、很开心的态度去看待金钱。老师询问案主觉得自己能做到吗？案主想了想说，其实我一直都没有做到。老师继续询问案主："所以金钱在你看来是怎样的呢？"案主说："虽然自己从来都没有缺过钱，但却总认为赚钱是非常困难的。"

老师拿起了这张代表金钱的图卡，并把它交给了案主，请案主把这张图卡放在身体的某个位置，再试试继续哼唱刚才那段旋律。案主用双手把这张图卡轻轻按在了胸口的位置，开始继续哼唱刚才的旋律。

老师引导案主："也许在你哼唱的过程中，身体也会有一些动作会跟着展现出来。"

案主开始轻轻地摇摆身体。老师请案主放下所有对自己的控制，让声音和动作可以自由地被表达、呈现出来。经过一段时间的自我表达后，案主渐渐停了下来，按着自己胸前的图卡用力地深呼吸了起来。

老师轻轻地告诉案主："每当你觉得赚钱很困难的时候，你要记得在你的胸口有一个开关。当你按动这个开关时，你就会记起这份轻快和高兴。每当这份轻快和高兴的感觉出来的时候，你就会扭转你对金钱的看法。全世界只有你知道这个开关在哪里。"

老师请案主再次睁开眼睛，看看这张代表着金钱的图卡，有没有什么新的变化发生。案主说，再次看到这张图卡的时候觉得金钱应该是五彩斑斓的。

案主再一次看着这张图卡告诉自己，我值得拥有，我可以轻松和开心地去赚到金钱。

老师请案主就今天的这两个议题用一句话总结一下收获到了什么。

案主想了想分享道："一定要勇于伸出手，在事业上有所行动才能赚到金钱。其实我本身是没有面临障碍的，只是有时会被自己的想法与态度困住才会止步不前。金钱拥有一个非常自然的流动，只要有正向的行动它就会自然地到来，我会像图卡中的这个人物一样既轻松又快乐，我值得！"

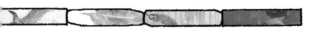

杨力虹老师点评：　　　　　　　　　　　★ ★ ★

　　被蔑称为"孔方兄"的金钱，还曾经被视为粪土，用纸币时，经常有人把它皱巴巴地塞在口袋里，没有任何对它的尊重与感恩。

　　海灵格老师教过大家一个与金钱联结的方法，每次摸到口袋里的钱时，说一声"妈妈，我爱你"，慢慢地你会发现自己与金钱的关系越来越好。

　　现在用手机支付时，也可以如法炮制这样的练习，每次进一笔账或者花一笔钱，都心怀感恩，说声谢谢，这样，施与受可以平衡。当一个人懂得感恩，他便走在通往成功的路上。

　　放下对金钱的陈旧观念，重新真正地、带着善意地看向它、尊重它、感恩它，它便可以轻松地靠近你。当你允许它以自己的节律流动时，它便会快乐而自由地来来去去；当你可以以善心来善用它时，你便会吃惊地发现：它会呼朋引伴地回到你生命里，然后流向有爱的地方，形成一个流动的爱之场域。

　　金钱是能量，它关乎爱，表达爱。

第七章

找回迷途的自己

唤醒内在孩童和生命潜能

在成长的路上，我们发现：灵性的旗帜飘得再高，也会被堵塞严重的肉体、潜意识里的负面印记拉回原地。所以，我们不提倡那些逃避现实、缺乏自我觉察、否定自性圆满的"假空"。

我们根植于现实，关注每个生命每个侧面的成长，让每一颗心都早日回到内在之家！

——杨力虹

内在孩童是源自儿时经验存在于内心的一个心理留存，是从潜意识、人类本性的深处诞生，内在孩童象征着未来和希望、幼小的心灵、生命的潜力以及自我的新生。然而，很多人在接受各种现代文明教育、社会化的过程中，被动地接受父母、老师灌输的"顺从、听话、乖"就是好孩子的评判标准。他们因此过早地"不要孩子气"，抗拒幼小心灵的真实感受，经过不断"被成熟"化的惯性培养模式后，他们逐渐与内在孩童分离而迷失自我，导致童年的负面经验仍持续干扰着成年后的生活。当这些疼痛的陈年旧疤被掀开时，他们通常会用责怪他人、封闭自己、歇斯底里的方式来应对，造成更大的纠缠、混乱。如果内在孩童没被及时疗愈与清理，往往会造成成年后各种关系里的困难与障碍，自我

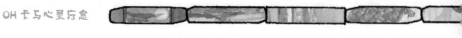

关怀与照顾他人的能力不能发展出来；缺乏爱护自己与尊重他人的能力；成为父母后，难以扮演滋养型的父母角色，甚至形成"虐待循环"。

通过OH卡心灵图卡这样一个与潜意识对话的工具，人们得以走进潜意识寻找一个适当的情境，重塑人们在孩童时代曾有过的感受——尤其是与父母相处的有关感受，如小时候一些基本的需求未被满足，或是因有恐怖、遗憾、惊吓、被弃、被歧视等经验而被恐惧、焦虑、担心、害怕、羞耻、内疚、委屈等情绪包裹着的受伤内在孩童。他躲在某处，伤心哭泣，胆怯退缩，等待被看见、被听见、被接纳、被拥抱、被爱、被关心、被带回。

当内在孩童感受到被关注和得到安全的陪伴时，就会自然而然地穿越过潜意识里的重重负面情绪，提升个体自尊与自我价值感，减少自怜自恨，增进自爱与自我抚慰的能力，从而能够自由放松地与成年的自己实现完整的身心融合，从"被成熟"的假象中走出来，走向真正的成熟。

每个人的内在世界除了住着内在孩童，还住着内在男人和内在女人。内在男人代表刚毅、果断的阳性力量，他充满动力和自信，有责任感，能担当，懂得尊重生命的价值；内在女人代表包容、接纳的阴性力量，她温暖而柔软，充满爱，懂得理解生命的愿望。当一个人内心世界里的内在男人和内在女人和睦相处、关系亲密时，他的内在力量是完整合一的，身心会处于尊重、接纳、

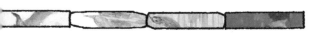
理解、包容的能量平衡流动的状态，他就会懂得关爱滋养自己的生命，在爱中流淌洋溢出喜悦，学会将爱给予他人，感知并创造身边各种和谐的人际关系。

案例 19 遇见真实的自己，卸下伪装多年的坚强

> 燕，一个旁人眼里的女强人、独立创业，在商场上勇敢驰骋。她一直努力让自己各方面表现得非常出色，沉浸在众人的目光都聚焦在自己身上的感觉，享受被关注和被认同的满足，但是她的内心却极其厌倦与别人相处，经常迫不得已去面对各种人际交往。内外的双重性格差异之大，常令她处于矛盾、烦恼的情绪边缘，不得自安。燕一直沉沦于内在世界里的挣扎，这一切在她决定启程前往自在家园，与 OH 卡这个潜意识明镜相遇的那一刻，悄悄地开始改变……

燕通过网络偶然发现了杨力虹老师的博客，她第一眼看到杨老师博客的头像照片就很有亲近感，因此，她毫不犹豫地报名参加了杨老师的"拥抱内在孩童深度疗愈工作坊"课程。她对与杨老师的相逢满怀期待，对这生平第一次的心灵之旅满怀好奇。"去自在家园！"在做这个决定

的一瞬间，燕也不知道自己哪儿来的勇气，开始了这场说走就走的疗愈旅程。

经过一天的旅途，傍晚时分，在与千年古刹、古树、古泉相邻的自在家园庭院，燕见到了杨力虹老师。接下来，她在静谧的工作坊里开始了两天两夜的探求自我之旅，亲身体验了神奇的OH卡、家族系统排列、颂钵、绘画、音乐、舞蹈等一系列心灵疗愈方式。杨老师所拥有的这个巨大"工具包"让燕叹服，这些工具因人而异、有的放矢地被杨老师熟练运用。

让燕印象最深刻的是抽取OH卡心灵图卡来解读内在真实的自己的过程。杨老师请学员们在摊开的一堆孩童卡中凭直觉抽取3张图卡，分别代表内在孩童、内在男人和内在女人。燕在翻开图卡的那一刻，迷惑了。她的内在孩童卡是一张呐喊的脸（图7-1 卡1）——发泄、愤懑、歇

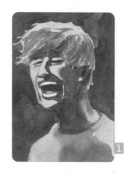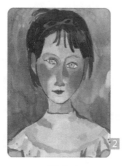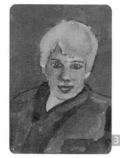

图7-1

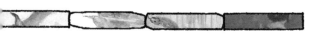

斯底里，似乎这种强烈的情绪已经被她压抑了好久，在图卡里得淋漓畅快地爆发。她不禁想："我平时的情绪在压抑太久后就是会这样发作的，这张图卡那么真实地显现出来，太不可思议了。"

代表燕内在男人的图卡竟然是一张少女的脸（图7-1卡2），杨老师提示燕接下来静心10秒钟，去关注图卡上人物的眼睛并尝试与之联结。燕心里一阵触动，她感到少女的眼睛里流露出来的是脆弱、忧郁、胆怯。

燕的内在女人图卡（图7-1卡3），这是个成熟的短发女人，眼神自信而坚定。她心里感觉到很惊讶，问杨老师："是不是两张卡的位置应该调换一下呢？我一直认为自己独立坚强，甚至是别人眼中的女强人，照理说应该内在男人要够强大才是啊！"

"是这样的吗？"杨老师反问燕。燕一时语塞，表面上她在解释这不像她，但在她心里却不由认同了这就是真实的她。看到了她的沉思，杨老师紧追着提出一个又一个问题，燕的内心在一个个问题里被抽丝剥茧。

杨："为什么要坚强呢？"

燕："因为害怕受伤。"

杨："害怕了会怎么做？"

燕："会封闭自己，一个人独处。"

杨："这样做能获得什么呢？"

燕："可以静静享受孤独。"

杨："然后呢？"

燕："可以不用费心跟人交往，没麻烦。不用刻意修饰打扮，不用那么累做别人眼里完美的自己。"

燕恍然大悟，原来外表阳光坚强的自己，内在是一个自信心不足、逃避现实、离群索居的宅女。为了让燕更能看清自己，杨老师让她再抽取两张OH卡图卡，一张代表别人眼中的自己，另一张代表自己眼中的自己。

"别人眼中的自己"——燕抽取的图卡是个放大镜（图7-2卡4）。这张卡的图画让她联想到众人的目光都聚焦在

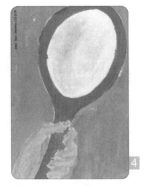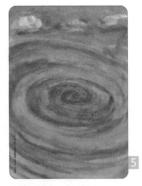

图 7-2

自己身上，自己的言行表现被众人像拿着放大镜一样地检视着、窥视着，并且不断地被放大着。原来如此，正是因为被这些别人的标准时刻审视着，燕一刻不敢放松地严格要求自己。潜意识里的这个意念成就了燕的完美主义人格特征，她时刻要求自己完美，处处要比别人好。她想起自己从小到大，一直成绩优异，各方面表现出色，是老师赞赏有加的得意学生。此刻她脑海里浮现出的是父母以她为荣，父母在其他同学父母的羡慕赞美声中那满足开心的脸庞。

原来这些年以来，她一直背负着这么多的期望，被架在高高的云端下不来，时刻不曾放松，鞭策着自己要做到最好，要让老师、家人感到荣耀、快乐。燕觉得这是对自己的生命作茧自缚，她终于说出自己好累好苦的感觉。

"自己眼中的自己"——燕抽取的图卡是旋涡的水流（图7-2卡5）。看见卡上的图画，燕看到自己正深陷在那些旋涡里，内心充满了纠结矛盾。她自以为优秀，但是却得不到周围人衷心的认同支持。"一方面我骨子里的心高气傲，以自我为中心的狭隘视角让我常和自己说，'走自己的路，让别人去说吧！他们不认同那是羡慕嫉妒恨呢！'"她稍微停顿了一些，接着说，"另一方面我又苦恼于自己锋芒毕露，让身边的同学、同事、朋友都望而却步。我刻意低调隐藏，努力地去迎合周围的人，希望获得大家的认同和支持。我就这样别扭地做着不真实的自己，却仍然没有感受到太多的善意。一旦憋屈了，下一刻那个自傲的我就又抬头了。费这么多的劲儿却依然深处人际关系的旋涡里，不如逃离做逍遥的自己，所以除了自己做主自立门户，我别无出路，我走投无路。"燕不由叹息："我其实不是别人眼里创业开公司的女强人，我只是一个没能力适应大公司里复杂人际关系的懦弱逃兵！"

杨老师沉静的声音又在她的耳边响起："OH卡联想可以有各种可能，你再仔细看看，除了旋涡，还可能是一番什么景象？"跟随杨老师的转念指引，燕心里豁然一亮，她说自己看见旋涡过后是一汪纯净深邃的碧泉，自己正满怀信念行走于峰回路转、柳暗花明、曲径通幽的环境里。

OH卡心灵图卡的呈现，让燕看清楚自己掩藏多年的弱点。杨老师告诉她："每个人都有阳面和阴面，这样人才是完整的。阴面部分往往因从小不被父母认可，会习惯性地抗拒它显现，将它深藏到不被人发现的内心角落，久而久之就成了内在潜意识。如今，你已经看见并接纳了你本来的样子，相信你找到了完整的自己，生命的潜能已经被唤醒。"

燕喜极而泣，因OH卡带来的心灵疗愈如此不可思议地到来，她离开自在家园数天后，来信分享她的变化："我相信自己可以真正做到谦卑、包容和臣服。我会慢慢卸掉伪装的硬壳，散发自己内在感性、柔软的女性气质，我周围的人可以感知到这种由内而外的变化。我害怕，逃避的人际交往也会慢慢改善的，我相信我可以的，唯一的敌人只是我自己。感谢杨老师帮助我拾得自我觉察和自我反省的心，遇见过去和当下真实的自己，相信美好的自己就在未来不远的地方等待我的到来！"

杨力虹老师点评： ★ ★ ★

大多数"女汉子""女强人"的独立、坚强，都是外在的伪装、自保的盔甲、防人的老虎皮而已。伪装下面有太多害怕——害怕受到伤害，害怕被人瞧不起，害怕得不到父母认同，害怕自己不够好，因而只能为自己裹上坚硬的壳，避免碰触那脆弱，不肯承认自己也想依赖，拒绝看见自己内在那份柔美的女性能量。于是，戴上面具，盯着成功，疲于奔命，咬牙奋斗，为家人、为朋友、为下属…… 结果多半是费力不讨好。

看见自己的本来面目，承认自己的真实需要，接纳完整的自己，退回到女性的位置，柔美、包容、接受、支持，让身心柔软起来，就能找回自己找回爱。

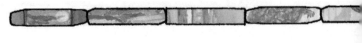

案例 20　物随心动，境由心转

> 跟随慧的 OH 卡探索经历，去体悟她运用 OH 卡找回自己的内在孩童，与内在孩童全方位地联结，重建亲密关系，跟内在孩童合二为一，一起成长的经历。

这个春天，慧到杭州出差，游历西湖美景时，慧却心事重重，未能全然陶醉于眼前的湖光山色。慧的内心偶尔有些忐忑不安的情绪掠过，她试图去捕捉这些情绪，追溯它们的来源，可常常又是一阵惘然。

夜里，慧结束了忙碌的公务，在酒店里一个人安静下来。这时，她脑海里掠过在杭州临安区东天目山安居的杨力虹老师。前些日子，慧总是梦见逝去的大姐，慧觉知到自己内心的向往，她要去找杨老师，寻找困惑自己的答案。她的内心清晰地勾勒出决定：去东天目山自在家园，赴一次疗愈身心灵之约。

慧经过两个小时的车程，于下午5点抵达自在家园，在昭明寺庭院里的千年古树红豆杉下，见到了前来迎接自己的杨老师。慧内心感应："此时正是缘起时，让我全然忘却了旅途奔波的劳累。这里的自然风光太美，良好的感

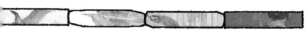

受已让我于不知不觉中开启了半扇心门。"

第二天，在自在家园院落里，慧悠闲地坐在板栗树下喝了几杯清茶，带着茶后余香，她轻松地走进了咨询室。杨老师已经安静而沉稳地坐在那里，等着她。慧从 OH 卡的字卡中先选取了 3 张字卡，它们是她目前需要面对的主要课题——"坚定""前进""成功"。

慧依照杨老师指示，凭直觉再抽取 3 张 OH 卡图卡，分别将它们摆放在了"坚定""前进""成功"的字卡上，与之对应。

杨老师问："慧，你看着 3 张图卡上的图像，你看见了什么，想到了什么？这样的情景在你的生活里出现过吗？"慧逐一地描述图卡上的画面："'坚定'这张图卡（图7-3卡1），我看到的是一片缀满星星的夜空，虽月黑风高，但有宇宙光明引路；'前进'这张图卡（图7-3卡2），我看到自己坐在医生的面前看病、体检，这可能跟我最近身体老是疲惫不堪有关，我对自己的健康一直很担心；'成功'这张图卡（图7-3卡3），我看到了一根骨头、两颗牙齿，这是不是也跟我最近一直牙疼有关？代表'前进'和'成功'的这两张卡，都让我不舒服。"

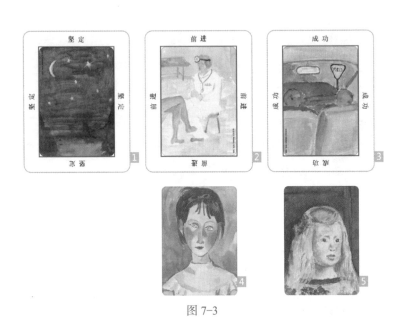

图 7-3

　　杨老师让慧抽取两张内在孩童卡分别对应"前进"和"成功"的卡片，找出"前进"和"成功"里的障碍与根源，这次的画面是两个人的头像。"慧，你看看'前进'对应的这张内在孩童卡（图 7-3 卡 4），你看她是谁？"慧说："我的心里很堵，我看到了孤苦伶仃的姐姐，她眼睛里充满了悲伤无助，哀怨地看着我。"慧刚说完，她似乎瞬间对姐姐的悲痛感同身受，眼泪抑制不住地狂奔出来，此刻耳边传来杨老师的声音："这里很安全，你可以将自己的情绪释放出来。请你看着姐姐的眼睛，听听她有什么话想要和你说。"

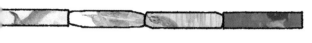

慧哽咽着："我听到半躺在病床上的姐姐微弱地对我说，'我马上就要死去，我放心不下妈妈和小龙，你要照顾好他们。'我抱住姐姐啜泣：'姐姐，这些年，我一直因为没有送你最后一程而感到无比歉疚。当时我年纪小，心里对死亡很害怕，不敢面对。妈妈为了不让我们害怕，为了保护我们，没让我们去送你。对不起，姐姐，希望你能原谅我。姐姐，这些年我和哥哥都长大了，都有了自己的家庭和事业，我们有能力照顾好妈妈。妈妈现在有了小孙子，晚年过得充实、幸福。我在北京工作、生活，也经常找时间回到妈妈身边陪伴她，妈妈总爱拉着我的手一起聊家常，我听她唠叨。妈妈总说，她有两个女儿，虽然大女儿不在了，小女儿的陪伴让她少了些许伤悲，多了些许开心。小龙现在也长大了，有了自己的工作，也有了自己的爱人，我和妈妈都尊重小龙的选择，也相信小龙有能力去面对他自己的生活。小龙现在准备买房结婚，我在有能力的情况下，也可以帮助他一些。姐姐，请你放心。'"慧说完，已经抑制不住内心的悲伤，泣不成声。

慧听见杨老师说："慧，姐姐听见你的回答，她还有什么话要和你说吗？"慧说："姐姐听完我这些话，眼神中的悲伤逐渐退去，喜悦逐渐代替了悲伤。姐姐安详地闭上了眼睛，我轻轻地将姐姐的身体放下，让她完全躺在床上。"杨老师引导慧与姐姐告别："亲爱的姐姐，我看见你了。感谢今生给予我们做姐妹的缘分。我尊重你的命运，我现在将你的命运交还给你。我有属于我自己的命运，我会在这个世界上停留久一些，我会以通过帮助更多的人的方式来纪念你，来荣耀你的生命。如果我过得好，请你祝福我！"当慧说完这些话的时候，她心里的悲痛已逐渐平息下来。在观想中，慧平和地望向姐姐，只见天上飘下来了两位天仙，她们陪伴在姐姐左右，牵起姐姐的手，向前方那团圣洁的光里走去。慧目送着姐姐的身影渐渐走远，最后完全消失在光里。杨老师说："慧，请记住刚才那个光明的画面，姐姐去了那个她应该去的光明世界。"跟随着颂钵声音的指引，慧回到了现在自在家园的咨询室里，她再次去看桌面上关于姐姐的那张图卡，她看到姐姐的眼神里只有安详，她的心也安定了下来。

慧整理了一下自己的情绪，听到端坐对面的杨老师说："慧，你现在再去看看'成功'让你不舒服的原因，看看这张内在孩童卡上的小女孩（图7-3卡5），她是谁？"慧凭借直觉确定地说："是我。"接下来是慧和杨老师的几句简短问答。

杨："哦，小女孩是你自己。她有多大了？"

慧："两三岁。"

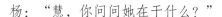

杨："慧，你问问她在干什么？"

慧："她说她正站在窗前等爸爸回家。"

当问答进行到这里时，慧的情绪失去了控制，孤独、无助、焦急、无望等各种情绪交集涌现，她大声哭了出来："可怜的小女孩，她不知道爸爸永远回不来了，她将永远等不到爸爸了。"

杨："哦，你问问她爸爸去哪里了？"

慧听到这句问话，哭得更厉害："她说：'爸爸工作过于劳累，生病死了，再也等不到爸爸回来了。'"

杨："慧，去正视站在窗前的那个小女孩，看着她的眼睛，对她说：'这些年，我忽略了你，现在，我真正地看见你了，我已经长大，有能力保护你了。'走过去和她在一起。请你们拉着手向前，来到爸爸面前，你们一起对爸爸说：'亲爱的爸爸，感谢您给了我们生命。我们身上流着您的血液，感恩今生我们能有机会成为您的女儿。我们尊重爸爸您的命运，我们将您的命运交还给您。我们拥有属于自己的生命，它来自您，我们会幸福、快乐地生活，我们会把您的爱和生命传递下去，传递给我们的下一代，我们在这个世界上会停留更多的时间，我们会做更多的事情帮助更多的人，并以此来纪念您！'"慧跟随杨老师说完这些话，她说看见爸爸始终慈爱地微笑地看着她们，并伸出双手爱抚她们的头，爸爸点了点头，然后安心地转身，在慧的爷爷奶奶的陪伴下，走进了那团圣洁的光里，温暖的光将他们完全包围直至最后消失。

杨老师说："慧，你问问小女孩她现在的感受。"慧说："小女孩感觉没有那么孤独了。"在杨老师的指引下，慧在冥想中与身边的小女孩进行了对话，看到了她稚气的小脸上充满天真、可爱、喜悦，她告诉慧现在她很开心，想和慧一起到院子的花园里玩。

杨老师说："慧，很好，请你陪她一起出去玩。"慧描述了她陪伴着小女孩来到了花园里尽情玩耍的场景："我们一会儿荡秋千，一会儿挖泥土，一会儿浇花，还一起栽下风信子。玩得很开心，玩了很久，我们俩都有些累了，于是我拉着小女孩的小手准备回家。当路过风信子前时，我们看到正在绽放的紫色花朵，还有阵阵花香。我对小女孩说：'我已经长大了，我拥有了自己的家庭，我正如这花一样在绽放。请你放心，我有能力照顾好我自己。请你跟我一起回家。'我看见小女孩点了点头，我与她牵手走向了回家的路，她偶尔回头看看那朵绽放的紫色风信子，安心地走进了我的身体，与我完全融合，我感受到了从未有过的完整的美好，身体好像被松了绑，很轻松、很舒坦。"

　　杨老师说:"慧,请记住,温馨和谐的家庭是你力量的源泉,以后在你面对各种困难挫折的时候,请常常想起与家人在一起温馨的画面,它们会给予你无穷的力量。慧,你的身心已经整合,你完全接纳了自己天真、纯洁、可爱的内在孩童,你要感谢她,正是因为她让你既具有成熟女人妩媚、浪漫、知性、沉稳的魅力,又具有天真、纯洁、可爱、善良的天性。"伴随着颂钵的声音,慧带着清醒的觉知,神清气爽、完完全全地回到了当下自在家园的咨询室里。

　　此时,杨老师让慧再看看那张"成功"的图卡(图7-3卡3),她说之前看见的"骨头"现在变成一座坚实牢固的桥梁,通过这座桥,自己正从灰色地带走向充满绿色希望的广阔天地。

　　慧离开自在家园时,用微信给杨老师留下了这样一段感言:"我感谢自己做出前往自在家园的决定。一切皆因机缘已到,缘起自在家园,感谢杨力虹老师。我惊叹生命的万能伟大,它可以让我不受身体躯壳的限制,在灵性的世界里穿越时空,得以与我仙逝的家人的灵魂'对话'。我接受了身心灵整合的奇妙之旅,这次OH卡疗愈同时融合了颂钵、家排、完形、音乐、绘画等整合疗愈方法,让我觉知禁锢自己成功的旧信念和旧模式,让我穿越恐惧的情绪障碍，让我重新找到自己，知晓自己真正的生命实相。我去自在家园探寻关于'坚定''前进''成功'的课题后，收获到了 '物随心转，境由心生'的能量，我心里对这些问题已经有了清晰的答案。"

杨力虹老师点评： ★ ★ ★

梦，是潜意识的通信员，尤其是阶段性、反复出现的梦境，值得探索。当我们打开这封来自潜意识的信时，我们会看见我们内心深处埋藏了许久的伤痛，那些积压了太久、不胜负荷的情绪，需要去释放、疏解、穿越、放下、疗愈、整合。

我常说，前来参与个案或参加工作坊的学员都是勇敢者。面对真相，会痛，但短，且会痊愈。不去面对，逃避、冻结，甚至麻木，就会如刺陷肉中，时时隐隐作痛，遇极端困境，便会撕裂旧伤。

人生就是一个不断在选择的过程，我们，必须为自己的选择负责，无论你是选择面对，或是继续逃离。

**案例
21** **走在回家的路上**

> 恩培，在匆匆流逝的时光里日复一日机械地工作生活，常常莫名产生稀里糊涂的迷茫感。她常想活得更明白一些，让生活过得更好一些。因为这种迷茫，恩培喜欢大量阅读身心灵成长的书籍和网络内容，而真正促成她自在家园 OH 卡探索之行的是杨力虹老师所著的书籍《成为自己找回爱》。

恩培很喜欢杨力虹老师笔带蔷薇的文字，尤其是杨老师写作的《成为自己找回爱》《觉悟·爱》这两本书。她将其中的文章一再反复阅读，仿佛能感知到一种心灵疗愈的力量。不经意间，她感受到了自己的向往：成为一个内在坚定、外在柔和、温柔而坚定的女人。为了成为这样的女人，恩培做了一个清醒的决定：义无反顾地奔向了天目山自在家园。

恩培一直都不觉得自己有什么大问题，因为她认为自己的家庭、工作整体而言都挺顺意，生活一直比较优越，只不过自己对生活偶有些无力感和迷茫感。杨老师让恩培抽出一张内在孩童卡，让她去关注图卡上那个孩子的感受（图 7-4）。恩培表面的平静一瞬间土崩瓦解了，她看见

一个恐惧到了极点的孩子，在三十年前的某个清晨，无助
地哭喊着……

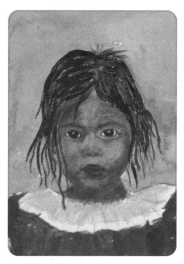

图 7-4

恩培回到了三十年前的那个清晨，她即将结束暑假假
期回到镇上的小学上学。学校离家有些远，她每天要早出
晚归，不能再待在家里照顾妈妈了。恩培的妈妈罹患肠癌
已进入晚期，已经不能起床，每天绝大多数时间只能躺在
竹榻上，吃得越来越少，身体疼痛发作的间隔也越来越短。
每当妈妈身体不太疼的时候，就一定叫上恩培坐到边上，
反复地对她说："孩子，要是我死了，你该怎么办啊？"
而更多的时候，妈妈都是在剧烈的疼痛中苦苦煎熬。小小

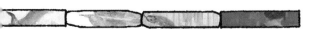

的恩培心里有些害怕妈妈会真的离开，她既希望好好陪伴着妈妈，又因为童心未泯而时常寻思："什么时候我可以溜出去和隔壁的小伙伴一起玩会儿？"

妈妈说的那天终于来了。恩培的爸爸出差了，为了方便照顾，她和表姐睡在妈妈床边的一张小床上。清晨，当还在睡梦中的恩培被表姐大力地摇晃弄醒时，她迷迷糊糊还不明白到底发生了什么，只是看见表姐的脸色恐怖、声音凄厉，大声对她喊着："恩培，你妈不好了，你快过来看看啊……"恩培看见妈妈的脸蜡黄且浮肿，眼睛可怕地睁着，手已经很凉了，她跪在妈妈身边拼命地哭叫："妈！妈！妈！您怎么了……"可是任由她如何撕心裂肺地哭喊，妈妈始终没有回应，一颗浊泪凝挂在妈妈的眼角。

一张 OH 卡，让恩培三十年前那个无法愈合的创伤，血淋淋地呈现出来，一幕幕全在眼前重现。杨老师在个案处理时，慈爱地陪伴着恩培，任由她尽情倾泻三十年来深埋于内心的痛和歉疚。恩培哭得撕心裂肺："我以为我已经忘记，我以为我活得很好，可是骨子里，我还是三十年前痛失母爱的孩子，我是那么地恐惧和害怕失去妈妈。让我在意的，是在妈妈逝去的时刻，我却还在迷迷糊糊地贪睡，让妈妈不能放心地合上双眼安息。"

杨老师等恩培的情绪慢慢平静下来，引导着恩培对妈妈说："妈妈，对不起，在您生命弥留的时刻，我因为贪睡未能送您最后一程，我非常地内疚，这些年我一直在自责中度过，请您原谅我。妈妈，我爱您！您为了将我带到这个世界上所付出的代价我将回报，我将好好利用我的生命去服务更多的生命，以此来纪念您，荣耀您的生命。我会将您给予的生命传递下去，一如您所做的。妈妈，我尊重并全然接受您的命运，从今天起，我将您的命运交还给您，请您接受我做您的孩子，如果我过得好，请您允许和祝福我！"

当恩培对着妈妈说出了这些话，她如释重负，放下了背了三十年的"壳"。恩培此时终于明白，原来她是那么缺乏安全感，所以她一直活得小心谨慎，不敢做真实的自己。为了让家人满意，她填报了不喜欢的师范学校，放弃了参加高考的机会，让所有的老师都为之惋惜；为了让领导、同事、家人满意，她一直拼命地工作，百般地苛责自己，要求自己做得更好；为了让老公和孩子满意，她拖着疲惫的身体操持家务，事事亲力亲为…… 她从来不敢据理力争，成了同事眼中的老好人、领导眼中的好下属，只有她自己知道，有时她也想撒回泼，有时她也想严词拒绝。可是，她的内在孩童只是一个十二岁的孩子，她怎么敢呢？她害怕，她活在深深的恐惧里。杨老师对恩培说："不要绷得太紧，放松一点。你现在已经是成年人，可以为自己负责了。"

恩培在自在家园通过 OH 卡心灵图卡照见潜意识，穿越时空回到了三十年前，看见了那个因不能与临终前的妈妈说上最后一句话而内疚的内在孩童。她一直站在原地被恐惧笼罩，当她将内在孩童带回家，与她合一那时刻，她找到了潜在力量的来源。相信如今的恩培已经走在回家的路上，也许路会很长，但是她不会再害怕，她会走得更从容、更淡定。

杨力虹老师点评： ★★★

一般来说，老天不会给你超出承受能力的难题。因着苦难与挫折，我们才有越挫越勇的机遇，每一个黑暗的盒子里，都装着一颗闪亮的钻石。只是，有时我们被那个黑盒子吓退了，不敢去打开。

勇敢的心，像太阳闪耀光明。千年暗室，一灯即明。

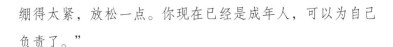
案例 22 恐惧绝境恰逢重生

彤彤说自己一直想放下手上的事业，因为自己经营这家公司数年，公司业务一直受政策变化影响。顺畅—整顿—顺畅—

再整顿，经历过几个轮回，反复折腾消耗着她的时间、精力和资源。但每每想要放弃经营另谋出路的念头一出现，她心中即刻惶恐不安，滋生一种恐惧感。自从她参加 OH 卡心灵明镜工作坊后，每当遇到恐惧情绪袭来时，她已经能逐渐习惯用 OH 卡向内心去探寻恐惧感源自何处了。

彤彤选出了四张 OH 卡字卡，分别代表她当前的状态：希望"停止"，却又"恐惧"停止，而如果继续将非常"危险"。她希望通过 OH 卡得到启示，如何才能"消除"这些恐惧和危险。她同时抽取出四张 OH 卡图卡分别与字卡相对应。当这几组图卡依次被她翻开时，她的身体仿佛被猛然地触动了，因为她看见了内心害怕发生的事件正经由 OH 卡在向她展示，仿佛它已经洞察到彤彤此起彼伏的念头。用开放性问答的方式，她让 OH 卡带着自己去寻找真实的答案。

彤彤看着第一张代表"停止"的图卡（图 7-5 卡 1），感到很困惑，不清楚它是什么。于是她便抽出一张孩童卡图卡（图 7-5 卡 5）来辅助。当这张孩童卡与 OH 卡图卡摆放在一起时，她的脑海在瞬间有个感觉，她于是采取自我提问的方式与潜意识开始对话。

问："与'停止'这组字卡和图卡联结，你感觉看到

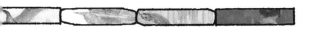

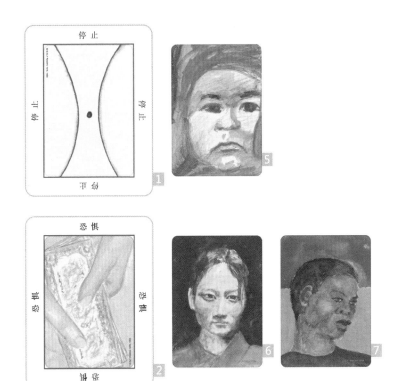

图 7-5

了什么吗？"

答："是的，我看到图卡上的黑点是一个正处于生命孕育阶段的受精卵，随着生命运动节拍在跳动，在日渐发育。"

问："你感觉这个受精卵孕育的是谁的生命？这个人你认识吗？"

答："是我，我刚在妈妈体内形成，尚未着床，我感觉到妈妈很焦虑，她不确定是否要把我生下来。因为家里经济条件不好，如果她要抚养3个孩子，对家里将是很大的经济负担。"

问："你感觉'停止'这张图卡向你展示着什么？"

答："我害怕停止，因为那样，我的生命将止步于这个世界。"

问："这张孩童卡上的人是谁？你见过她吗？"

答："她是我的妈妈。"

彤彤自我引导："好的，现在请你看着妈妈的眼睛说：'妈妈，我感谢您给予我生命，为了将我带到这个世界，您所承担和付出的，我将回报；我将好好利用我的生命为您带来喜悦，并将您给予的生命传承给我的后代；我将丰富与荣耀我的生命，您的付出是值得的。妈妈，我全然接受您作为我的母亲，也请您接受我作为您的孩子。请允许我可以与您有不一样的命运，如果我过得好，请您祝福我！'现在，当你再去看这张图卡，发现和之前有什么变化吗？"

答："是的。我现在看见了自己呱呱落地的时刻。爸爸将我抱在怀里走到妈妈面前，和妈妈正高兴地谈论着我长得像他。我的父母非常开心地迎接我来到这个家庭。"

彤彤放松的状态，让她与潜意识对话很顺畅，她接着看着第二组代表"恐惧"的图卡（图7-5卡2），自我对话。

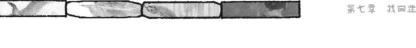

问："你现在再看'恐惧'这张图卡，你看见了什么？"

答："我脑海里出现了这样一个画面，我正在数着家里刚赚来的钱，可我心里却没有欣喜，而是忐忑不安，甚至有些害怕。"

问："你为什么害怕，是什么东西让你害怕？"

答："好像和我妈妈有关。"

问："你现在再从成人卡里抽出一张图卡代表你（图7-5卡6），另外一张成人卡图卡代表妈妈（图7-5卡7），你与这两张卡联结15秒，去感受一下她们是什么样的心情？她们正在说什么或做什么？"

答："我听见妈妈说：'孩子，割草人不比放牛人，我们是苦命的割草人，只有辛苦地劳作、不停地割草才有饭吃，我们注定不能轻松享受。'正是听了妈妈这些话，让我害怕，我抗拒'苦命的割草人'这个定论。我愤怒地朝着妈妈喊：'够了，我讨厌这该死的论调，我为什么不可以轻松地赚钱？我为什么不能轻松地享受生活？'我听见妈妈说：'孩子，这就是我们的命，认命吧。'我提高了音量，哭喊着说：'够了，我讨厌这该死的论调。那是你的命运，不是我的！'"

彤彤任自己哭喊了一阵，情绪慢慢平静了下来，她走到妈妈面前说："妈妈，我爱您！我尊重并接受您的命运，我理解您的局限性。现在，我将您对金钱的恐惧感交还给您，从今天起，我尊重与接受金钱。我会靠自己的能力去获取金钱，达到施与受的平衡。我不再惧怕它，我打开心门让它靠近，并让它在爱中流动，让它成为我的好朋友。我配拥有它！"

让自己安静一会儿后，彤彤继续自我对话：

问："妈妈听完你说的话，她有什么反应？你现在感觉怎么样？你看到的画面是什么？"

答："妈妈接过我交还给她的命运，微笑地祝福我，然后转身离开了。我回到家里，坐在沙发上，和先生一起讨论我们正在发展转型的项目前景，我们两人达成了家庭分工的协议。先生主外，执行战略规划和战术执行；过渡期，我辅助他工作一段时间；之后，我主内关注家庭和孩子。同时我将发展我的志业，潜心发掘自己在身心灵疗愈方面的潜能，帮助自己穿越恐惧，重建有安全感的生命认知，并通过自己的生命去服务更多的生命。"

问："真好！这张'恐惧'图卡给了你什么启示吗？"

答："是的。它让我明白了这次事业跌至谷底产生危机的源头，让我觉知生存恐惧的根源。我终于有勇气接受与先生的角色调换，走出必须不停辛苦劳作的命运局限，放下困扰了我多年因恐惧而产生的不安，我与先生可以轻松赚钱，构建属于我们家庭的新经济生态圈。"

　　彤彤经过自我引导，与"停止"和"恐惧"这两组图卡做完联结，她再去看第三组代表"危险"的图卡（图7-6卡3），已经没有之前的压迫感。彤彤看到已经长大成年的她，勇敢地与过去受限的命运挥手告别。而第四组"消除"的图卡（图7-6卡4），则给了她这次探寻的答案：自己与先生正在形成夫唱妇随的伴侣互动关系，这是非常适合他们感情的经营方式,将带给他们充分的财务自由和平衡、和谐的家庭氛围，且将伴随他们浪漫终老。

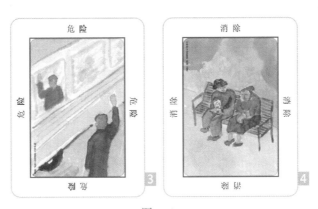

图 7-6

　　彤彤完成自我疗愈后，她的状态轻松自如，感觉之前的恐惧逐渐遁形，逐渐消散。她即兴在微信朋友圈里分享心灵收获："感谢自己的开放，让我在恐惧绝境中能够从容度过，勇敢穿越困境后恰逢重生机缘！感谢神奇的OH卡，它犹如我心门的钥匙，在我纠结时，它能打开心锁让我走出去沐浴阳光，它让我逐渐有力量疗愈自己。我现在遇到问题、感到困惑时，能用OH卡给自己指引方向了，能够学以致用了。希望与更多人分享我的经历，愿OH卡可以帮助更多有缘人！"

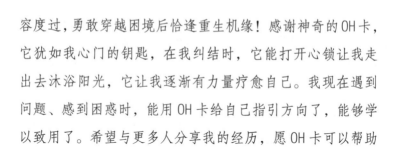

杨力虹老师点评: ★ ★ ★

　　OH卡的妙处就是让你直面人生，为自己当下的选择负责。它跟塔罗牌不一样，它没有固定牌意，它深入潜意识。它不仅让你可以看见事件的表面，更可以让你了解其内在的原因及动力。

　　人生剧本由我们自编、自导、自演、自观，而OH卡让你看清楚当下正在演的是哪一出、哪一幕。如果不想再重复轮回老戏码，就修改剧本，现在是时候了。

第八章

成为自己成为爱

自我整合与成长

**先回到内在，
再去和外在联结**

案主是位公司高管，成年女性，在职场人际关系中经常卡在无法表达的压抑状态里，对自己的生活也不满意，觉得自己还没找到真正能够自洽自在的位置，助人志业的梦想也非常模糊遥远，她想透过潜意识意向图卡找到这些议题后的动力与和解方案。

压抑

请案主在文字图卡中选择或抽取三个议题，案主抽取三张文字卡，打开后分别是"梦想""应该"和"压抑"。设定右边是最重要的议题，再次请案主把三张卡按照从右到左的顺序依次摆放。案主把三张卡调整后的顺序是"应该""压抑"和"梦想"。

请案主抽三张图卡和文字卡对应，分别放在文字卡的框里面。询问案主："这三个议题想从哪个开始探索，你可以自己决定。"案主回答："从中间这个。"

请案主翻开这张图像卡，并且询问案主看到了什么。案主边看图卡边回答："这是一个洗手间，一侧是浴缸，对面是洗手台，洗手台上面还有洗漱用品。洗手间的门对面是窗户。图卡的整体色调是草绿色的，给人充满生机和非常活泼的感觉。"杨老师引导案主："这个场景和压抑的相关性是什么？"案主说："我只能一个人躲在密闭的空间里独处。我看到房间的窗户是敞开的，偶尔能和外面的世界产生联结。"

请案主再抽一张人像卡，看看场景里面的自己是怎么样的。案主抽取人像卡，第一眼看到的是一个孩子的手向远处伸去，好像是要找妈妈的感觉。杨老师问案主："那个孩子你认识吗？"案主说："那个孩子是我。"

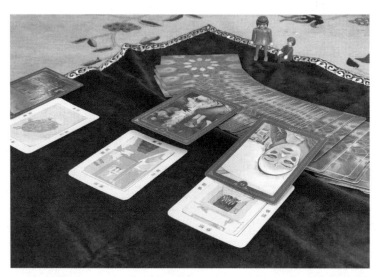

图 8-1

　　杨老师请案主闭上眼睛去感受一下在那个场景里妈妈在什么地方，同时再次请案主从家族系统排列人偶中，选择一个妈妈的代表和自己的代表放置在地面上。案主选择绿色稍大的人偶代表妈妈，站着眺望远方；选择红色的稍小的人偶代表自己，背对着妈妈的人偶代表坐在地上。

　　杨老师询问案主："凭直觉告诉我，妈妈在看向哪里？"案主回答："是景色。"引导案主闭上眼睛去感受一下是什么样的景色，这个景色里面有什么在吸引妈妈。案主感受到的景色是天空和白云，这些让妈妈感觉很自由，没有那么多的烦恼。

　　询问案主："感受一下图卡里的自己能抓住妈妈吗？"案主闭上眼睛慢慢感受那双伸出去的手之后回答："抓不到。"

　　请案主坐在和人偶同样的位置，摆放同样的姿势，去感受自己的身体是开放的还是封闭的，身体的温度是冷的还是热的，还有内在的情绪以及案主在这个位置上是否可以感觉到妈妈，是否可以联结到她。案主此时有点害怕和紧张，和妈妈的联结也比较弱。

　　让案主依然在那个状态里，询问她想抓妈妈吗？手抬起来，身体会有些新的感觉吗？情绪会有些新的变化吗？此时此刻脑海里闪过什么想法？这时案主双手不停地抓握，

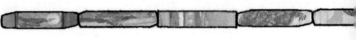

像是不想抓妈妈了。询问案主："感觉得到她吗？"答："抓不到了。"

引导案主试试看，这次如果不抓她会有什么新的变化。请案主表达："我尊重你的命运，作为你的孩子，我不能要求更多，我只接受来自您的生命延续就足够了。其余你给不了我的，我自己来，你已经给了我你所有的了。"

询问案主如果会发生下个移动，会向哪里移动。案主转过身看向妈妈，杨老师询问她有什么新的感觉感受。案主一边说还是很渴望靠近妈妈，一边抽泣。请案主试试有没有靠近妈妈的可能，这时案主的情绪渐渐缓和了些。她看着自己的小人偶代表，并且把她移动到妈妈附近，在靠近妈妈左侧的位置放下来。再次请案主在这个位置闭上眼睛去感受和妈妈的联结，案主感觉此时和妈妈有联结了。

请案主感觉一下妈妈的眼神和表情，案主说妈妈偶尔会看看自己。请案主试试闭上眼睛看着妈妈，每当妈妈看向自己的时候，对妈妈说："谢谢你，亲爱的妈妈。"不久，案主又抽泣起来。引导案主："也许妈妈看向你的次数会有些变化，请告诉妈妈，我很渴望你的爱。"案主抽泣的声音越来越大，但是案主不敢说出口。

请案主用眼神把这句话传递给妈妈，也去感受妈妈的

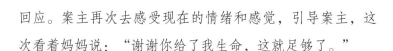

回应。案主再次去感受现在的情绪和感觉，引导案主，这次看着妈妈说："谢谢你给了我生命，这就足够了。"

请案主看着这个画面和图卡中的自己，问案主："关于'压抑'这个议题到现在为止有收获吗？"案主说："在生活中，会隐隐约约感觉到自己有一些压抑的部分。和同事相处时，有时候发生一些事情，能感受到自己压在心里不表达不是很舒服，但是又不知道怎么去表达。总觉得不太对劲儿，又说不清楚哪里不对劲儿。现在才发现，原来自己一直是用和妈妈互动的模式与外界互动。现在我不会完全处在那种压抑情绪中了。在这个过程中我有了转变，虽然依然渴望她的爱，依然渴望她能够抱抱我，不过我可以等等她，等她状态好的时候就能看到我。"

杨老师说道，可以等一等，让自己的内在有个释放的过程。杨老师询问案主，再次看到这个图卡的时候，是否有新的领悟或新的发现。案主说看到人偶的时候，感觉她可以自己一个人待着，也没有那么紧张了。

询问案主："再次看看，人像卡里的那只手想干什么？"案主感觉她想要一个拥抱，想要妈妈的拥抱。询问案主："感觉妈妈会给你拥抱吗？"案主回答："会给的。"

请案主闭上眼睛，感受妈妈给了你一个渴望已久的拥抱。询问案主，你的身体有什么感觉，情绪有什么变化。

案主说轻松了，感觉一下松了口气。

询问案主，关于"压抑"这个议题，找到答案了吗？案主回答："找到了。"

应该

请案主进行下一张图卡的探索，案主选择了"应该"这个议题。询问案主打开图卡看到了什么。她说看到一只乌龟在海边的沙滩上，慢慢地爬向不远处的海里，好像它应该回到海里，那里是更适合它的地方。

询问案主：这个图卡给了你什么样的提醒或启发。案主的感受是，在生活中，既要找到一个真正适合自己的情境待着，又要知道真正适合自己的东西是什么。就有点像乌龟在海里会更舒适、更惬意些，因为这里是它的生命本来该待的地方。

询问案主，如果定一个行动方案，该怎么实现这个目标。接下来请案主抽取一张人像卡，询问案主看到什么。案主说卡中图像有点像黄昏下的河边站着一个人。这个人站在平静的河边，同时也安住在自己宁静的状态里。他在这样平静的韵律中，去寻找与外在的联结方式，寻找更贴近于本质的东西。他要先回到内在，再去和外在联结。

询问案主，关于"应该"这个议题，你也找到了一个方向，对吗？

案主回答，对。

请案主接下来探索"梦想"这个议题。案主打开图卡，看到了一个烧着柴火的火炉，不是烈火而是温火，可以燃烧自己、温暖自己的同时，又能照亮别人。案主有时候会畅想未来有一天，通过教育的方式去帮助贫困地区的儿童，她想从事教育贫困儿童方面的工作。这样她就可以把自己在成长过程中的积累分享出去，而且和孩子在一起会很简单，也轻松些，她会得心应手。

请案主抽取一张人像卡，看看在那个梦想下的自己是什么感受。案主看到后的第一直觉是，这个戴着面具的人，有很多侧面。询问案主，这面让你满意吗？案主说刚开始感觉有点突兀，不过仔细地去观察的话，这张不柔和的脸上，透露出世间百态和人生的酸甜苦辣。人像后面有一张桌子，他身上的衣服透露出柔和的氛围。

请案主看看这个图像和"梦想"这个主题的关系。案主说，这个人像就像经历了很多的"敲打"，在表面上留下了棱角分明的痕迹，内心却依然很温暖。

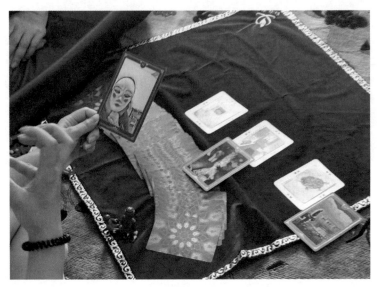

图 8-2

询问案主对"梦想"这个部分的思绪有没有比以前清晰了。案主回答，是比过去清晰些了。

个案尾声

询问案主：完成这三个议题的探索，你收获最多的是什么？案主说在"压抑"这个主题，看到内在的紧张感受有松动；在"应该"这个议题，原来认为会出现一些生活中约束自己的规则或规条，结果有了新的认知，即应该跟着事物的本质走；关于"梦想"的部分，当时的第一感觉是看到那个面具感觉很突兀，现在想想也是那么回事，人

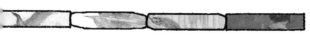
生既要经过世间百态的历练，也要饱尝酸甜苦辣的滋味，才能清醒地保持单纯和美好。

杨老师祝福案主，她内在压抑的部分开始流动起来了。

个案结束。

案主分享：

回到生活和工作中的自己，遇到问题时，能够保持内在的宁静。表面看似不知道该如何处理的事情，答案在内心会慢慢浮现出来。

杨力虹老师点评：　　　　　　　　　　　　　　　★★★

　　个人的成长之路是漫长的，当一个人处于孩童状态时，他会认为父母应该还要给自己更多些。事实上，即使父母只给了自己生命，对父母来说，就已经是尽力了。如果我们还对他们有所期待，那么，受苦的是作为孩子的我们。

　　心智成熟的成年人是可以尊重并接受自己的原生家庭，接纳父母本来的样子以及自己过去被养育的环境，也能全然拥抱自己受伤的内在孩童。这条和解之路是漫长且痛苦的，但转变也就在一念之间。

　　父母，我们无法重选；童年，我们无法修改。可是我们看待过去的心态却可以转变，我们的命运也可以由我们自己完全承担。当我们可以为自己的每个选择负全责时，我们就会对生命心怀谦卑，可以对带给我们生命的父母说，谢谢，你们已经给了我最宝贵的了。

当我们可以与生命的根联结，人世间的一切便会变得多姿多彩；当我们可以拥抱生命本身，我们的创造力也可以由此生发。

当内在完整，世界便会和平而美好了。

案例 24 从伤痛中 生长出自由的力量

案主是位助人工作者，是位端庄出众的成熟女性。自述在生活中与人打交道时经常有交流障碍，无法真实地表达自己，也不擅长主动寻找话题，主动表达自己。案主经常处于等着别人主动开口的状态里，有时交流完后，会对自己有苛责的评判，也经常懊悔、自责、羞愧，认为刚才的表达不够完美。在安心正念的 OH 卡线上工作坊里，她来诚实地面对自我了。

个案开始。

请案主从 OH 卡字卡中抽出三张字卡，代表她当下最想要探索的三个议题，并从 OH 卡图卡中抽出三张分别对应三个主题。

　　案主选择了"犹豫""等候""羞愧"三个主题，并决定从"犹豫"这一主题开始探索。她打开这一主题的图卡，感觉图像传达的信息是：等待，仿佛一切都精心安排好了，只需要等待。也许是在等待一段姻缘，或是在等待一个人、一份邀请……

犹豫

　　杨老师问："你感觉你在画里面吗？"

　　案主："我感觉图画中的晚餐是我精心准备的。"

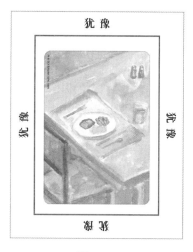

图 8-3

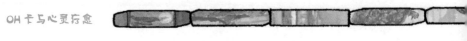

　　杨老师："你觉得是谁在跟你一起享用这份晚餐呢？餐桌上还有其他人吗？你头脑里或许会闪过一些画面，听到一些声音，身体或许会有一些感觉。"

　　案主："我比较熟悉的朋友。"

　　杨老师："透过眼神，你能感觉到他们是谁。想象你的手中有一个遥控器，当你按动它，你会听到你们之间的交谈，听听看，你们在说些什么？"

　　案主："在交谈一些近况。"（案主此时补充，自己在生活中与朋友在一起的时候，不会太主动地表达自己，会等待别人发问，但内在其实是有想表达的想法的，感到自己总是无法真实地表达自己。）

　　杨老师："请你闭上眼睛去感受一下，当你闭上眼睛的时候，餐桌上的对话还在继续。当他们在交谈的时候，你也可以去觉知一下自己，有没有什么话想要表达出来。"

　　案主："我觉得我心里是有声音的。"

　　杨老师："让心里的声音化为一股能量，以语言的形式从你的喉咙表达出来，你可以看看朋友们听到你的话语后的反应。你可以看看他们的眼神和表情，同时也可以去觉知当你看到他们的表情和眼神时，你的内在有什么变化呢？"

　　案主："我是想表达我自己的，可是不知为何我总是在等待。如果没有人询问我，我内心很多话语就无法表达出来。"

杨老师："刚才对话的过程中，你有听到别人问你问题吗？"

案主："有时候有，有时候没有。"

杨老师："请你再回去看看图卡和字卡，有什么新的发现吗？"

案主："说什么都好，说什么都没关系，不需要那么完美，不需要那么在意对或是错。有时候我表达完，会觉得自己说得不够好。"

杨老师："所以，你的心里对自己有一份否定。能看到这个部分非常好。"

案主："就像'犹豫'这个字卡，我总是在犹豫，在说和不说之间，我常常选择不说。"

杨老师："在害怕犯错的后面，也许有一个小小的M，你觉得那个小M几岁了？"

案主："四五岁。"

此时请案主对内在的小M表达："你可以犯错，每个人都不完美，你也不例外。"

杨老师："去感受一下小时候的你听到长大后的你这样表达的时候，她会有什么回应呢？"

案主："她很压抑、很委屈，她不知所措。"

杨老师："想象你此刻可以把她抱在你的怀里，告诉她，你就是这个样子，我接受你本来的样子，你的委屈我懂得。你可以犯错，每个人都是在犯错中学习的。"

案主表达完，感觉那个小M没有那么惶恐了，放松了，有了安全感。

请案主再次看看图卡，这次案主有了新发现：我很欣赏自己，我其实有很多话可以讲，我可以是开心的、自如的女主人。

等候

案主翻开图卡的第一感觉是看到自己的初恋男友，在

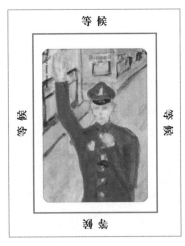

图8-4

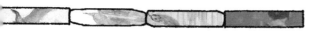

跟自己告别。

杨老师："当初恋男友在跟你告别的时候，你去感觉一下你内在有什么样的情绪感受。"

案主："很多的悲伤。"（案主哭泣）

杨老师："看看他的眼睛，看看那双眼睛里透露出来的是怎样的情绪。"

案主："他其实有很多话想跟我说，但是我没有听到。"

杨老师："想象你手中有一个遥控器，当你按下按钮的时候，你会清晰地听到他的声音。"

案主："他在跟我说对不起，他要我好好照顾我自己。我想跟他说，不要走，不要留下我一个人。但他说他没有别的选择，他不想拖累我，他也很舍不得。"

杨老师："继续去探索自己的情绪。"

案主："听到他说不想拖累我，我心里好过多了。"

请案主对前男友表达："谢谢你曾经爱过我，我会永远在心里为你留一个位置。你是我的初恋，你在我心里永远都有一个位置。"

杨老师："看看听到你的表达后，他有什么回应。"

案主："他对我微笑。"

请案主对前男友表达："对于你的离开，我感到很遗憾。从你的身上，我学习到了很多。"

杨老师："把你在他身上学习到的对他说，想想看，自从你认识他，你有什么样的改变。"

案主："自从认识你，我才知道我原来那么美好。我得到了很多呵护，在你面前，我像一个公主，我从来没有感受到那样的爱。谢谢你出现在我的生命当中，你让我从一个丑小鸭变成了白天鹅，谢谢你给我的爱。他回答，这就是他想给我的，他只想给我这些。这些就已经足够了，他没有什么能够给我的了，所以他选择离开。"

杨老师："去感受你内心的悲伤。同时对他表达，你在我心里永远有一个重要的位置，谢谢你为我做的一切。"

案主："其实他已经不在这个世界上了。"（案主内心巨大的悲伤涌动而出。）

杨老师："没关系，他只是肉身不在了，他的爱和情感还在。"

请案主表达："虽然我不明白为什么，那是你的命运，我充分地尊重你的命运。"

请案主再次看看图卡，并去感受初恋男友是否一直都在。请案主表达："我带着爱让你走，让你回到你的平静中，我会去做一些好事来纪念你，纪念那些你对我的爱。我会把你对我的爱分享出去。等我的时间到了，我也会去你那边，你永远都在我心里。"

案主再次看向图卡，觉得初恋男友也许去了一个更好的地方。

请案主闭上眼睛，想象自己沐浴在一片光之中，内心充满了和平与宁静，前男友的身影越来越小，越来越小，要到属于他的地方去了。

羞愧

杨老师："这是一张怎样的图卡，它在告诉你什么？这样的场景你似曾相识吗？你是否在场景里面呢？"

案主："羊群在向外涌，好像有一个人在守护羊群，我不认识这个人是谁。我看到这画面能感觉到平静和舒服，

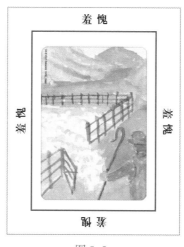

图 8-5

但似乎有一股力量在向外推动，有东西想出来。"

杨老师："去看看这个画面，你会看到画面是流动的，当你看到画面流动时，去感觉一下自己的情绪变化。"

案主："我感觉到的是喜悦。羊群能从一个封闭的空间出来，我感觉到自由，我为羊儿们感到开心。"

杨老师："这张图卡若是可以延展，看看这些羊儿会去到什么场景中。"

案主："羊儿不需要做什么，它们只是很自由地享受青草阳光，去到四面八方。"

杨老师："你是在旁边看着这一切，还是在画面中呢？"

案主："我在里面，看着这些场景自然而然地发生。"

请案主闭上眼睛，在一首音乐中，去感受自己在场景中看着自由自在的羊儿时自己的情绪、念头。

案主："我感觉到放松、美好，好像不需要去做什么，只是自然地存在。"

杨老师："所以此时此刻，你还有感觉到羞愧吗？"

案主："没有。"

请案主去看看今天所有议题的图卡，看看有什么领悟。

案主："我收获了很多，我在表达的时候不用太在乎别人的眼光。我小时候表达自我时，常被母亲指责，但是我现在长大了，没有人去苛责我，我可以做自己，我是有力量的。

"与初恋男友告别，我听到了他的回应，让我的内心
更加完整。我可以放下内心的自责，我知道他去了更好的
地方。我觉得这一切很美好。

"在最后一张图卡中我觉得可以自如地做自己，我是
有力量的，不再是那个小孩了。"

个案结束。

半小时后，杨老师收到小 M 的微信：我又有了新的发
现，羊群其实是我内在的那些声音，它们的守护人是过去
的我。过去的我一直非常在意我的表达，比如哪些应该
说，哪些不应该说，哪些是好的，哪些是不好的。所以很
多时候，我在表达时受到限制，无法自如。现在我要做一
个自由自在的牧羊人，不需要去看管那些羊群，因为它们
本身就是自然的一部分，它们想出来就出来，想吃草就吃
草，想说什么就说什么。

杨力虹老师点评: ★ ★ ★

当小 M 说自己要当个自由的牧羊人时，我鼓励她："是的，当一句话被你顺畅地表达时，你可以开心地说，又有一只小羊出圈了。"自然而然地表达，这是许多案主无法做到的。他们小时候通常被严苛、追求完美的自恋型父母约束、限制，他们生怕自己犯错。于是，他们对自己充满批判，经常被自责、懊悔、羞愧等情绪笼罩，在亲密关系里也无法舒展、自然地做自己，也无法给伴侣提供敞开而舒适的共处环境。他们通常还会习惯性地把指责与批评模式带进自己的亲密关系里，于是，双方都会陷入紧张自保的场域里。好在，案主这样的经历恰好也是她人生反转的契机，她带着爱，带着尊重，带着仁慈，进入了新的生命阶段。

第九章
OH 卡疗愈个案分享

案例 25 人生种种际遇，无不是为了带领我找到自己

今天是我此生第一次做生命疗愈的个案，不是免费体验或者赠送，也没有特殊优惠，是我自己决定要去做这个个案，去解决一个问题。

尽管疗愈师是我极其信任、从心底里觉得亲切的杨力虹老师，但在去之前的一天，当我意识到生平第一次自己付费的整合疗愈就在眼前时，我的心就像面对所有陌生、未知的场合一般习惯性地猛跳了几下。幸好我很快就平静下来，想到杨老师，我觉得没什么好焦虑的。我只是有点担心，自己的问题是否准备好了，自己是否能高效地利用那一两个小时的时间。什么念头都有。这都是正常的。

一觉醒来就到了今天，天气很好，天空很蓝，做个案的地方离家只有三站地。眼前是我最喜欢的组合：美好的阳光和古老的胡同。哦，我的天，尽管这种感觉我已经太熟悉了，可我还是忍不住一再地在心里感叹，在北京十多年了，竟然还有一条我从来没有来过的胡同，而我住在这附近已有八年之久了。天啊，北京很大是真的，可我未免对它也太缺乏探索了吧。

我推门走进工作室，一屋子安静柔和，静悄悄的，没

人应答。我站在门口深呼吸，逐渐放松下来，慢慢走进去，左右看看，看得出来房间是新装修的，布帘、茶台，不多的摆设都透着新。我问了几声，仍然没人应，我走到房间一端摆着的茶台边，蹲坐在一只新的藤编蒲团上。链条小包滑落在地上，和地砖碰出丁零的声响。

里间传来一点动静，我站起来，瞥见一抹明亮的橙黄色扫过地板，杨老师随即出现。她带着一贯亲切的神情说，哦，你提前来了。我朝她微微倾身鞠躬，向她问好，跟随她走进个案室。

好，就是这里了。我走进温暖的个案室，长长出一口气。

和杨老师相对坐下，我们寒暄了几句工作的事。很快她让我说说我的诉求。

我想要探寻的问题，之前已经跟她讲过几句，是关于我内心深处难以抑制的物质匮乏感。虽然我在物质上从未置于困难的境地，但经济上一直不宽裕，而且总是担心自己会失去，觉得自己创造不出来，不知道问题的源头在哪里。由此还派生了很多其他的问题，比如胆小、执行力低、计较付出、不愿分享、嫉妒等。

她点头，表示全都理解。她首先让我将目前心里对金钱的感觉画出来。我闭上眼睛，认真感受了一下，觉得钱此刻对我来说只堪堪能铺开薄薄的一层盖满地面。我拿出黄色颜料，用一支笔，画了像是薄薄一层铺在底部的黄色线条。它们很单薄，战战兢兢地在那儿，好像稍有风吹草动它们就会不见了。

然后杨老师让我画出心中理想的金钱状态。我脑中的画面很清晰，那是一片静谧的轻轻荡漾着万顷碧波的汪洋大海。我拿起蓝色颜料，选了最大号的笔，爽快地将蓝色粗波浪线条涂满了大半张纸，觉得又安全又自由——如果能有这样一个源头和这样一片大洋，我就什么都不怕了，我就会得到经济上的自由。

然后，杨老师收起画纸，腾出桌面，拿出两副图卡，问我，在你心中，父母是小孩子还是成年人？我一时并没

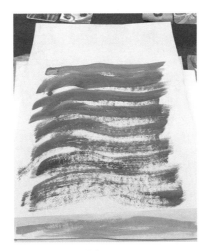

图 9-1

有清晰的感觉，抬头想了一会儿，说，像是平辈。她又问，那你呢，你是成年人还是小孩子？我说，我和他们一样，不是小孩子，是大人吧。

　　她于是选了成人卡，摊开，让我抽取。我分别抽了代表自己、妈妈、爸爸的卡，逐一翻过来。代表我自己的，是一个小老头儿（图9-2卡1），脸上挂着笑，看起来挺开心的，但我觉得怪怪的，说不上来哪里怪。让我挺吃惊的是，代表妈妈的图卡竟然是一个满脸痛苦、眼睛朝下看着地面的女人（图9-2卡2）——这和我印象中的妈妈大

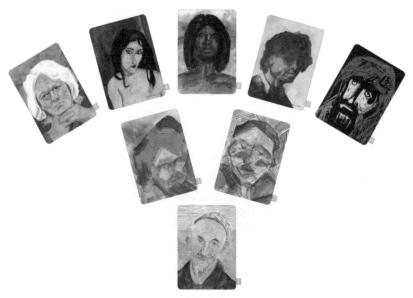

图 9-2

相径庭，且我明白看着地上的意思：死亡的牵引。我之前
已经见识过太多家排的"神奇"。基于对杨老师发自内心
的信任，我告诉自己，先给理智在这一两个小时期间放个假，
过后再判断不迟。此刻先完全交由老师带领，看看能不能
有什么新的发现。我接受了那张卡被我抽出来放在面前的
事实。代表爸爸的卡，在意料之中，是一个绿色的、愁眉
苦脸的老小孩（图9-2卡3）。

　　老师让我看着爸爸妈妈的脸，问我看到了什么，他们
的眼睛在看哪里。我说，爸爸的眼睛很空洞，看着远方的
虚空，妈妈垂着眼睛看着地上。老师问，凭你的直觉去感
受，爸爸在看谁？我说，他的哥哥和妈妈，就是我的伯伯
和奶奶。老师问，妈妈呢，在看谁？我心里一紧，说，外
公。她轻声问，外公是不是已经去世了？我说是。老师问，
去世多久了？我说，挺长时间了，2004年去世的。老师轻
轻点头。

　　然后她让我排列三张图卡。我没什么主意，把三张卡
换来换去，最后排成一个等边三角形，我在正上方，爸爸
在左下，妈妈在右下。我停下来，看着老师。老师问，这
样放你觉得舒服吗？我说，嗯，好像也只能这样。她指着
在正上方的我的卡说，你在这里舒服吗？我说，还行吧。

　　杨老师此时沉吟了一会儿，然后说，现在来抽代表

爷爷奶奶、外公外婆的卡。不知为何我的心突然紧缩了一下，有点不安。我依次抽了代表爷爷奶奶、外婆外公的卡。卡翻过来的时候，我心里的不安变得强烈了。代表爷爷的卡很打眼，竟然是个年轻女人（图9-2卡4），而且有点蛇蝎女郎的感觉，那张卡让我非常不舒服，我勉强忍着。代表奶奶的卡看起来有奶奶的感觉（图9-2卡5），只是比真的奶奶要丰腴和白皙，真正的奶奶在我记忆中是位身材瘦弱干瘪、肤色发黑的小老太太，卡上的老太太满头银发，面庞丰腴，她们的共同点是全都满脸忧思。代表外婆的卡也颇让我意外，印象中外婆和妈妈一样，从来都挂着慈祥亲切的笑，可卡里的人满脸都是担忧和疲倦（图9-2卡6）。代表外公的卡灰灰的看不清神色（图9-2卡7），只能看出他抬着头在看别的地方，嘴巴的线条比较模糊，不知是愁是笑。

老师让我把七张卡在桌上进行排列。我还是没主意，根本不知道该怎么排才会让自己心里舒服点儿。说实话，这些牌都让我太不舒服了，怎么个个愁容满面啊，只有代表我的牌脸上有笑容，但是笑得也很没底气。我凑合着把七张牌散成一圈儿。想到圈儿，我突然觉得爷爷那张和外公那张不应该在这个圈儿里，他们不属于这个圈儿，他们应该离开。想着想着竟有点愤怒起来，我拿起爷爷和外公

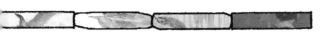

的卡，扔到一边。老师问，爷爷和外公不能和大家在一起吗？我说，对，他们两个都不顾家，都看着外面，他们不应该在家里存在。老师等了一会儿，也许是想让我平静一下情绪，然后让我把两张牌拿回来。我说，不，我不想拿回来。老师看我不拿，便自己动手把两张卡拿回来，并且按照伦理序位将爷爷奶奶爸爸、外公外婆妈妈按左右上下的位置排列出来，让我看。问我，这样感觉舒服吗？我说，不舒服。说着，伸手把爷爷和外公的卡再次扔到一旁，我觉得有愤怒升起来。但这种愤怒，从逻辑上讲，没有依据，爷爷和外公就算没有特别疼爱过我，但也绝没有伤害过我，为什么我会如此愤怒？隐约想起来，妈妈说过外公不怎么顾家，也看不起外婆；妈妈还说过爷爷是高级知识分子，风流潇洒，和奶奶没什么感情。这么一想，好像我的愤怒就有了依据，我更加不允许这两张卡回到家庭序列了。

　　场面有一点僵持。杨老师让我再抽一张卡，这张卡代表父亲家族的祖先和命运。我抽了，翻过来，是一个头发蓬蓬的满脸黝黑得像非洲土著的人（图9-2卡8）。看见他我心里突然就踏实了，我觉得温暖和亲近，甚至有一点喜悦，很想和他待在一起。老师让我再排列所有的卡，我迫不及待地把自己和祖先并列紧挨着排在一起，然后把爷爷奶奶、外公外婆、爸爸妈妈的卡随意放在下面。老师问，

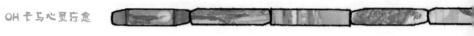

这样感觉舒服吗？我几乎带着满意地说，嗯，舒服，只要和他（祖先）在一起就舒服。

此时老师自己动手把卡重新又按照伦理次序排列了一次。祖先在最上，左下是爷爷奶奶爸爸，右下是外公外婆妈妈，最下面是我。在看她排的过程中，我感到之前那种温暖开始流逝，慢慢变冷了，我觉得和祖先离得太远了，又失去了他的温暖。我很不满意这种排列，不等老师开口问，我马上说，不不，这样不好。我把自己的卡重新拿上去和祖先放在一起，才觉得踏实了，然后又有点激动地把爷爷和外公的卡扔了出去。老师见我如此，说，那现在的几张卡你再排列一下吧。我犹豫了一下，把爸爸的卡也放到祖先的旁边，然后把奶奶的卡放到爸爸旁边，外婆和妈妈仍在右下方。我停了一下，突然想试试自己能不能待在下面，于是把自己的卡拿到下方，很快又把妈妈的卡放在我和祖先之间。我说，这样我能感觉到仍然和祖先有联结，因为妈妈是桥梁，把祖先的力量传递给我，还有外婆也是。

说完我停了下来。杨老师问，现在还是不能接受把爷爷和外公的两张牌放回来吗？我很坚决地摇头。这时老师以非常温和的语气要求我，看着爷爷和外公的图卡，仔细看他们的脸，你想对他们说什么？我看着两张图卡上的人像，胃里翻腾几乎要呕吐。我说，我想吐。老师说，那他

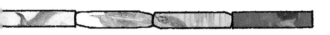

们对你说了什么？他们轻蔑地"哼"了一声。我深呼吸，再去看,觉得外公的卡似乎不是让我觉得想吐的主要原因。我先细看了外公的卡，觉得似乎也没那么难接受，看了一会儿，我慢慢地把外公的卡拿了回去，放在外婆的旁边。现在就只剩下了爷爷的卡了，那张画着一位满脸狐媚的蛇蝎女郎的卡。我看着那张卡，觉得恶心。老师说，你对他说出来。我惊讶地抬头跟老师确认，我要对他说出来他令我恶心？老师说，对，完整地说出来。我深吸气，对着蛇蝎女郎的眼鼻，虚弱地说，你让我觉得恶心。我说完更觉恶心了。老师接着问，你说完这话，爷爷什么反应？他有点生气，也很不屑。

不知为什么，把心里最难听的话直接说了出来以后，再看那卡，觉得蛇蝎女郎的眉眼线条没那么刺眼了，好像变得柔和了，似乎竟带了一丝笑意。我持续看着那张卡。这时老师问，看着爷爷，感觉他想和你说什么？我看着那张脸，脱口而出，爷爷说他就是这样啊。话一出口，我就哽咽了，眼泪涌上来，有什么东西一瞬间聚上来又瓦解开。是啊，他就是这样的啊，我也是，每个人都是啊。我捂着嘴哭起来。老师在对面轻声说，有情绪让它释放出来。我看着那张图卡，意识到原来那就是我，是我一直以来在别人心中的印象，是我一直以来在内心偷偷活成的样子，是我耻于向外人展露，却又不得不承认的样子。心中酸楚难忍，我低下头嘤嘤地哭。原来是这样，原来是这样啊！

杨老师让我哭了一会儿，然后问我能不能把爷爷的卡放回到家庭成员中。我拿起卡，将它和自己的小老头儿卡并排放在一起。老师问，这样你感觉是舒服的吗？我说，是的，我觉得这张（爷爷的卡）才是真正的我，而这张（自己的小老头儿卡）是表面的我，是假的。老师等了一会儿，轻轻地把爷爷的卡拿回到爸爸的上方奶奶的旁边，说，这样可以吗？我几乎是用抢的把爷爷的卡拿回来放在自己旁边，说，不对啊，这是我啊。说完我意识到，原来我一直和爷爷是一体的，我把自己当成爷爷，把爷爷当成自己。想到这里，我觉得一下子全明白了，可是这要怎么办呐，我哭得更大声了。老师温柔地说，有情绪就尽情释放出来。我一边哭着，老师一边继续说，现在试着告诉自己，爷爷是爷爷，我是我。我努力试了一下，觉得怎么也说不出这一句话。我觉得那就是自己，没办法分离。我说，我说不出来。

现场好像又僵持住了，但我压根儿没去想要如何继续，有杨老师呢，她总有办法的。果然，过了五秒钟，杨老师说，好，现在做一个练习，把两张卡放在地上，相距半米。我拿起爷爷的卡放在桌脚，小老头儿卡放在墙角，相隔大

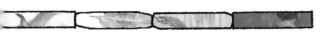

约半米的距离。放好后，老师说，现在，请你站在自己的卡那边，去感受一下有什么感觉。我站在小老头儿卡面前，身体的右侧挨着墙，我尽量不去靠着墙，想让自己站稳，但可能是墙的温度有点低，我觉得有点冷，所以人也站不直。我身子有点微微晃动，胸口有点堵，我努力地深呼吸，却没有改善。我说，我觉得在这里自己一个人有漂泊感，孤零零的，没什么办法，对前路感到很害怕。

等我说完，老师让我再站到代表爷爷那张卡那边。我移过去，顿时觉得温暖、踏实，尽管没有任何倚靠，但是整个人站得直直的、稳稳的，呼吸也通畅了。说实话，我的大脑一秒也没停止过运行，它在旁边低低地说是墙的关系。这个念头一闪而过，我回归到身体，身体告诉我，不管是什么原因，反正站在这里我就是感到舒服、笃定、稳当。我把感觉跟老师说了。老师说，好，现在回到自己的卡那边，面向爷爷。我站到墙边，背对墙，面对爷爷的卡的方向。老师说，看着爷爷的脸，你想对爷爷说什么，你脑中也许会有一句话跳出来，把它说出来。我看着那张人像，觉得她那么美、那么自信有力量，我好羡慕！然后我一开口就哽咽了，我嘤嘤地哭，一边像个小孩子一样用手背揩着眼泪，一边说，爷爷我想成为你，我要是你就好了。我呜呜地哭了起来。

等我稍微平静了，老师说，现在站到爷爷那边，面向自己的方向。我又站过去看着自己的卡，很奇怪，哭泣立即停止了，我的心里有点生气的感觉，说，你别再笑了，别装了！你明明很心虚，笑得一点都没底气！老师让我回到自己的卡那边，我站回去，立刻又开始哭着说，那我怎么办啊，我不笑我怎么办啊，他们都看着我，等着看我的笑话看我出丑，我不能啊！再站回爷爷那边，一股怜爱和叹息升起来。老师说现在你想说什么，说出来。我叹了口气说，哎，可是你不能成为我呀，你就是你啊，我很想抱抱你，给你力量。说着，我仿佛看到对面的自己更加无助地哭泣。我心里只有叹息。然后我又站回自己那边，任性地说，你多好啊，你家里有钱，你想干吗就干吗，我就不行……杨老师插话说，爷爷花的是家里的钱吗？我说不是，爷爷自己也很能挣钱，但他有家里给他撑腰，所以才能这么任性，这么有个性。老师问，爷爷靠什么挣钱？我说，爷爷是大学教授。老师点头。

等我哭得差不多了，老师说把两张卡拿回来吧，现在再排列一下。我依依不舍地把爷爷的卡放到奶奶的旁边，然后从上到下将祖先、爷爷奶奶、外公外婆、爸爸妈妈和我自己的卡按照家族辈分的序位排列出来。爷爷的卡在奶奶的内侧，靠着祖先。老师拿起爷爷的卡放到奶奶的外侧，

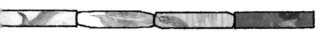

问，这样可以吗？我说不行，我心里觉得爷爷应该挨着祖先，这样他才能被保护。于是老师又把卡放回去。

看到我已经差不多能接受这样的排列了，杨老师说，现在面对所有的家族成员，郑重地介绍你自己。

"你是谁和谁的孩子？""我是xxx和xxx的孩子。"我的声音低得像蚊子，我觉得自己没法正大光明地说出口，尤其是爸爸的名字，感觉是那么别扭。

"你是一个女孩。""我是一个女孩。"我重复完，心里觉得委屈起来，又开始哭。

老师说，现在看着爷爷，他在说什么。我抬头看看爷爷，说，他很担心我，觉得一个女孩子在这个世界上会活得很辛苦，他叹气对我说，你一个女孩子，能活得很好吗？更别说给我续香火和争光了，唉……

老师接着说，现在对爷爷说："爷爷，虽然我是女孩，我同样可以活得很好，我会荣耀你，为你争光，等我的时间到了，我们会再见。"我跟着重复。

这时老师指着祖先卡说，这个祖先不是Q家的祖先，是Z家的祖先（我之前跟老师讲过爷爷小时候被从Z家过继给Q家的事）。现在跟着我重复："我是Z家的后代。"

我理直气壮、声音清晰地说：

"我是Z家的后代。"

"你们是大的，我是小的。"

"谢谢你们代代相传，把生命给了我。"

"我会把你们给我的支持和爱，传给我的后代。"

"我会用你们给我的资源和财富去帮助别人。"

"如果我活得和你们不一样，请你们允许。"

我开始抽泣。

"我想活出我自己的样子，请你们允许。"

我几乎是大声地喊出这句话，我真的太想活出我自己了！

老师让我把全部的卡按秩序摆放到地上，祖先的卡放在高处，我跪在他们面前。老师说，现在，用你自己的方式向所有的家族成员致敬。我跪着，俯身到地上，向他们长长地磕头。老师说，爷爷，谢谢你。这句话让我心里一暖又一松，俯下身感觉既痛苦又释放般地哭起来。我埋着头狠狠地哭了好一会儿。抽泣着说，爷爷，谢谢你。我跟着老师重复，诚心地讲每一个字。心里逐渐平静下来，觉得有希望一样的东西升起来。

老师说，现在，我要你做一个动作：站起来，转身面向你自己的未来。

我站起来，毫无困难地转身。一转过身，我的背上，从胸椎以下尾椎以上的部分就觉得被一团暖洋洋的气息熨

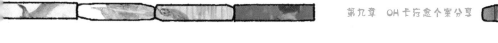

帖着，好像有一台电暖器直对着那里烘烤，让我整个人放松、舒适。我觉得背后有层层叠叠的人影，他们托着我，在我身后形成厚厚的支撑。几乎是同时，我听见杨老师说，我不知道你会感觉从背上的哪个部位开始发热，但你会感到背上发热了。我笑了笑，是的。老师继续说，现在，想象你的身后所有的祖先和家族成员都在。我又笑，他们已经在了。

老师说，现在把你刚才画的你理想的金钱状态，放到你前面几步的地方，看看自己可不可以慢慢地走向它。我立刻说，我觉得我不是慢慢地走过去，我想跑过去！老师也笑了，说，好，现在过去吧。

我迈开大步走过去，站在那片蓝蓝的海洋上。老师说，现在闭上眼睛，看看你的周围都有谁，你在哪里，在做什么？我看见了我的爱人、妈妈爸爸、一位重要的老师、同事（模糊的一个群体），还有我最好的朋友。我在一座座苍翠的群山间飞翔、奔跑，和爱人欢快地嬉戏，我飞到了一座山巅，我的爱人停在旁边的一座山巅，我面对着前面广阔的空间，对着它开怀呼喊，我是我，我就是我，我是我的世界的主人……

杨老师说，从此以后，任何你需要支持的时候，请你回想起此时的感觉，背上的温暖和力量会让你回到此刻充

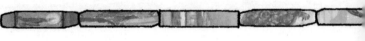

满能量的状态。我深深呼吸，体会此刻的感受。

最后老师说，好，个案结束。我坐回到老师对面，嘿嘿地冲老师傻笑，觉得刚才发生的一切既真实，又像是一场梦。我的大脑完全没搞明白我们在玩什么，大脑分析不出来，也得不出什么结论。但我知道我很开心，通身舒畅轻盈。杨老师说，你会看到你的改变。我点点头，我相信。

我想，这恐怕会是我这一生唯一的一次个案，因为在个案之前我已经明白：人生种种际遇，无不是为了带领我找到自己，引领我走在自己的那条路上。当我偏离轨道，就用痛苦匡正我，好让我在痛苦带来的清明之中看清世界和自己的真相。有的时候我也会陷入困境、痛苦和恐惧之中，不要那么急迫地去"解决"它，或许可以试着去体会痛苦的真意，其中蕴藏有转变的契机——痛苦和困境其实是可以被珍惜和细细品味的。个案之后，我更加笃定，也更有勇气了。感谢此时此地因缘具足，让我得到杨老师温暖慈爱的能量加持。感谢一切因缘，让我愿意永远坚定地朝向光明前行。

—— 小 Q/ 文

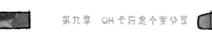

案例 26 拥抱内心的感受

个案疗愈已经过去两三个星期，但每一次杨力虹老师都令人感到如此亲近且总能让人放下防备，其间的收获更是让我无法用文字一一道来，但我内心还是想与有缘人一起分享那份释怀，想把自我当时真实的感受呈现出来。

这还要从两个月前我与杨老师在北京的相遇开始说起。也许是缘分具足，在我对内在孩童、家庭系统排列还一无所知，并对杨老师没有任何了解的背景之下，冥冥之中选择了她作为个案咨询导师。第一次疗愈我只是抱着试试看的态度走进了杨老师的工作室，我还清晰地记得自己进入个案室之前的忐忑不安，在杨老师安静的陪伴和倾听中，我才让自己很快地放开了身心。她给我足够的时间和空间与自己相处，让我去接纳自己内心的感受，不管痛苦还是难过都是刚刚好的人生经历。

个案进行过程中，我用绘画的方式随心去描述自己内在孩童的样子和状态——一个乖巧的4岁小女孩。4岁的我发生了什么，我想不起来了，但可以感受到那时我经历了一场未完结的事件。带着这个疑问，我跟随杨老师的引导抽取了代表我父母、弟弟们和自己的OH卡图卡，并把他

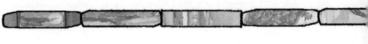

们各自安放在我心里的位置。我感受到压力、注视和距离感，一种很不舒服的感觉压在我心里。那是一种来自自己本身的压力——我不能出错，要做到更好，需要给他们最好的生活，一切都是因为"我要对他们负责"这个念头……大脑会骗人可身体不会，在与我先生还有孩子们联结时，我用心去体验整个过程中图卡在不同位置时不同的身体反应。虽未找到答案，但我深深地体会到接受当下发生的一切即是与自己和解，不反抗、不拒绝，只需接受这一切的发生并感受当下的感觉。

神奇的是在接下来的半个月里，我的思维发生了不可思议的变化。我不再拒绝、难过，不再被过去牵绊，能平静地看到发生的事情背后潜藏的动机。我从原本"受害者"的模式中跳了出来，积极地去发现它给我带来的人生收获，这向前的小小的一步让我无比感恩：感谢这所有发生的一切以及杨力虹老师短短一个多小时的陪伴。

第二次去海口与杨老师相对而坐，我感觉很亲切，完全没有陌生感，像是老朋友相见。这次我比上次更放松，这次我是带着自己的一些疑惑和想要对原生家庭进行探索的目的而来。

一开始杨老师让我画出我头脑里家的样子。虽然我从来没有思考过这个画面，但当下我脑海里就闪过了一幅画面：一幢房子有一扇门、两面窗户，房子里没有人；我和先生在院子里开心地看着两个孩子玩耍；院子里还有一棵树，树没有根。我只是呈现但并未思考为什么是这样子。

再抽出代表目前家庭成员的OH卡图卡：我和我先生，我的爸妈还有我先生的爸妈，以及我们的两个孩子。我把他们放在自己认为合适的位置上，去感受每个人在所处位置的感受和心情。我看不到自己的笑脸，只是很担心、很难过地看着旁边的先生，而先生也是眼神恍惚、心神不定。他被外面那个女人吸引，无法自拔。两个孩子都是很失落的表情，我爸妈因为被疏远而表现出不满和责备，先生的爸妈则是在旁边无力地看着这样的情景。一切都非常贴合当下的状况，现在的我们就是这样的情况。每个成员都没有找到内在的正能量，有的只是满满的负面情绪。

带着觉察，我从众多的OH卡图卡中挑出了自己觉得最需要面对的5个主题："孩童""权力游戏""亏欠""等候""孤独"。每一张图片都像是量身定做的一样，那么贴切地描绘出我的内在。

第一张OH卡字卡是"孩童"（图9-3卡1）：在一段身心放松的音乐中，我回到了4岁时的场景。推开潜意识之门的一刹那，我看到了4岁的我伤心害怕地躲在床底下看着爸妈在争吵和厮打，我那时真的好害怕爸妈会离开，

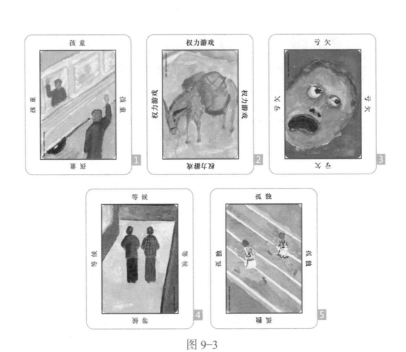

图 9-3

会不再爱我了。这时，长大后的自己走到床边低头对 4 岁的我微笑示意，并告诉她，现在很安全，可以出来了。那一刻，4 岁的自己那渴望的眼神让我好心疼。她走出来依偎在我胸前，我用手安抚她并告诉她："你是值得被爱的，我很爱你。如果你愿意，我会一直在你身边陪伴你，爱你，安抚你……"不记得过了多长时间，待我从杨老师颂钵的振频中缓过来时，我看到了一个微笑的 12 岁小女生。真是非常有效的疗愈，我的内在孩童长大了。

谈到"权力游戏"时，我抽到画着一匹马驮着重重的

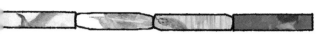

东西的图卡（图9-3卡2）。马看起来很吃力，我能感受到这根本不是它想要的，可是它却不知道如何放下，也没有谁可以分担。在疗愈过程中那张卸下包袱的图片仿佛是我的心声，我尝试着从自己肩上卸下它，因为那并不是自己真心想要背的包袱。

翻开"亏欠"图卡的时候，一阵伤感涌上我心头（图9-3卡3），那一刻我看到了孩子们惊慌、诧异、无法理解的表情。那份对两个孩子的亏欠之心一直让我无法走出来，没能更多地陪伴她们，没能给她们一个健康的成长环境，让她们经受着我这变化无常的情绪和行为……我心里一直无法原谅自己对她们的冷落和不负责任。

"等候"的图卡（图9-3卡4），展现的是我和先生的妈妈等候的背影。自从与前夫因他外遇而离婚后，我们每天都在等候着他发生转变，那是爱的诠释，也是爱的等待。我们一直都相信他会回归到家庭，期待着他能回归本性并真正地融入这个家。

"孤独"，画的是两个人的赛跑（图9-3卡5），其中一个人是我。我一直孤独地尽全力地在奔跑，疲惫、无助，不能感受到背后强有力的支持力量。

进行到这里算是结束了这次疗愈的第一个部分：觉察自我内在。

我对自己的内在有了更深的觉察，再结合杨老师给予的内在孩童疗愈，我重新做了家排。我跪拜在父母和祖先面前放声大哭，把所有的压抑都在那一刻释放了出来。我一直都被童年时期的那一幕困扰着，害怕失去，害怕不被爱，害怕会因不按父母的期许生活而被否认，害怕被抛弃。我一直不断地讨好，不断地要求自己达到爸妈的要求……哭过之后，我感觉无比轻松，我重新回到真正属于自己的位置，重新向自己的原生家庭介绍自己、介绍前夫、介绍我的孩子们。拿掉所有不属于自己的包袱，我请父母尊重我自己人生的选择和经历，允许自己活得跟他们不一样。一次次的沟通让爸妈对我有了更多的理解和包容。

家排重组后，我再次体会每个人的感受和状况时发现，代表我自己的那张图卡居然笑了，笑看着旁边的前夫，多了一份理解和通融，没有指责，没有抱怨，有的只是内心那份燃起的爱，允许他体验本属于他的人生历程。当我站在前夫的位置去感受我和另外一个女人的吸引力时，自己的吸引力居然如此强大而有力。当我再一次绘出家的样子时，展现的已不再是一个只有小窗户、小门的房子，而是房子里面的情境：一家人和睦相处，围桌而坐，愉快地交谈着，孩子们在旁边玩耍。

还有好多好多的感受和收获，无法一次全部写出来分享，但它们却已经根植在我的内心，也将会在未来生活的体验中一个一个地去验证和完成。我将带着这份觉知去体会每一份内心感受到的经过和消失，它们可以是痛苦，可以是喜悦，可以是任何内心真实的感受。让它们自然地流入心田，直到最后化成一股内心的力量！

感恩！

Jelly/ 文

案例 27 慢慢在生活中开出花来

我特意飞去海口找杨力虹老师做了一次个案后收获很大，我和内在孩童从3岁一下子长到了10岁。先说说做个案前我的状态：我很焦虑，快29岁了，我感觉人生到了一个瓶颈期，感情、工作都不顺心。我果断地预约了杨老师开展三次个案。

第一次个案杨老师先让我抽一张孩童卡图卡代表我的内在孩童，我抽到这张卡时感觉它展示的是迷茫的状态（图

9-4卡1），这正是我现在的状态，然后我又抽了两张成人卡代表父母（图9-4卡2，图9-4卡3）。我在桌面上摆放这三张卡，通过位置的移动，我发现原来我一直处在一个不正确的位置，所以我们三个人都难受。特别是代表爸爸的那张卡，让我觉察到了为什么从小到大我对他总是感到莫名地愤怒。因为我一直渴望他的关心和爱，但是他连看都不看我。站在他的位置，我能感受到他背负着为家族生儿子的压力，很沉重。我对他说希望他爱我、看见我，

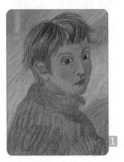
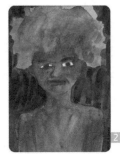
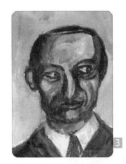

图 9-4

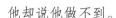

他却说他做不到。

通过这个排列，我终于明白了为什么我从小就觉得爸爸很可怜，好像很不开心、很沉重，原来他背负着这样一个压力；我也明白了为什么我和他那么疏离，难以接近，为什么我的内在会有那么多悲伤——莫名的悲伤，那是因为我渴望爱却永远也得不到；我更明白为什么我一直最讨厌"重男轻女"了，只要听到就会让我觉得很不舒服，觉得很难以理解。没有女人又怎么会有男人呢？为什么要重男轻女？这不是很奇怪、很莫名其妙吗？真是陋习！

我又抽了四张成人卡分别代表爷爷奶奶、外公外婆。在做家族系统排列的时候，我发现自己跟父母两边家族的联结都不太好，还有一些未化解的东西，仍有部分和解无法完成，这个或许要等时机成熟才会有答案了。

第二次个案，杨老师先让我选了五张字卡，我分别选择了"梦想""疲惫""母亲""感情""道歉"，再分别抽了五张图卡放在上面。我第一张翻开的是"道歉"字卡中的图卡（图9-5卡4），是两个人站在城楼上互诉衷肠那张，好像是古代的场景，或许我们很早以前就认识吧。抽到这张卡时，我就看出来了，图卡是在呈现我一直认为前男友需要给我道歉，因为他背叛了我。可我听到他的回答——他做不到。我还听到他对我说他很舍不得我，他也很难过。老师让我听着音乐做一个手指舞让我感受与他的互动是怎样，做的过程中我觉得我们之间其实并没有打开自我，都在互相试探，都是靠理智在沟通，无法敞开心扉。

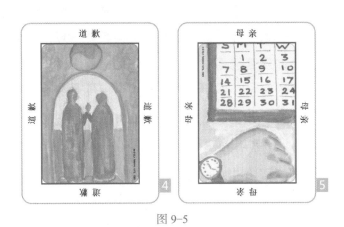

图 9-5

还有一组让我印象很深的图卡——"母亲"那张字卡，它对应的图卡是一块手表和一张日历（图 9-5 卡 5），因为妈妈希望我快点结婚，也给了我很大的压力。她按照日历来规划我的人生，让我感觉很疲惫、很累。在排列中我感受到妈妈内在的不自信、不快乐、辛苦和压力，所以她希望我很优秀，难怪我会有那么大的压力，感觉那么疲惫。老师引导我做了交还命运的仪式，我体会到了我是那么地爱我妈妈，希望她能幸福、快乐、轻松地生活，可是她对我说她做不到，她有她的局限和命运，我很难过却帮不了她，

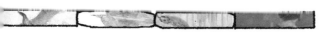

难怪我从小就爱替妈妈出头，为她抱不平。这次个案信息量很大，我只写了印象最深的两张卡，还有很多需要在生活中慢慢领悟。

第三次个案是做的"工作—事业—志业"的探索，因为这个部分还有待深究，所以就不再赘述了。不过这次个案也让我看清了形势，决定先做着这份工作，起码它能让我维持生活，在时机未成熟的时候先好好生活，好好爱自己。这次个案中老师带我做的一个练习很不错，是身体、情绪、想法的练习，我发现这三者我并没有很好地联结，以后可以在生活中多做这个练习，应该可以给我带来很多灵感，个案回来我就用这个方法突破了选择困难的瓶颈。

杨老师为我做的颂钵疗愈也很棒，我发现颂钵简直是Amazing！它的声音和节奏能与身体产生共振，能松开多年形成的气结，放松身体，缓解疼痛。

当颂钵放在太阳神经丛位置时，杨老师加上了泛唱梵音，我一直持续打嗝，释放内在积压已久的情绪，直到个案结束。颂钵真是一种不可思议的声音治疗工具，它与身心灵的联结如此细微而深入。

最后我又画了一次内在孩童，相比第一次画的，这次的内在孩童有脚了，色彩也多了些，人也开心了一些，老师问我她几岁了，我回答10岁。哈哈，之前那张可是3岁呢，长得可真快啊！看着10岁的她小胳膊小腿的，还挺可爱，真像樱桃小丸子，于是我果断地把微信头像改成了粉色的樱桃小丸子。真有趣，我就让她慢慢成长，好好生活吧！

三次个案做完了，我感觉轻松了很多，感谢杨力虹老师的辛勤工作，也感谢自己的努力和选择，我相信学到的东西都会慢慢在生活中开出花来！

——花间闲情/文

案例28 臣服、和解、尊重、接纳，由此开始

在一次上网浏览的时候，我偶然进入了杨力虹老师的网站，深深地被她的文字吸引，我果断地收藏了网址，经常上去看看有什么更新。我也被很多个案分享的故事感动，每一个生命都不容易，每一个生命故事都让人感慨万分，因为我自己生活状况的不如意，特别是感情上的伤痛和百般纠结，我很想去杭州自在家园找老师做个案疗愈，因为工作和时间的原因一直未能成行。上个月底看到杨老师微

信朋友圈发出即将来到我所在城市的消息，我立马留言联系老师，很幸运地跟老师预约了个案。

我如约来到杨老师下榻的酒店做个案疗愈。老师先让我选出6张OH卡字卡。我一下子选了十几张，觉得上面的字都很符合我，再从中选定了最有感觉和想保留的字卡留下来摊开放在桌子上，并分别抽取了OH卡图卡来对应每张字卡。

老师引导我放松后，疗愈开始了。第一组图卡，字卡的文字是"等候"（图9-6卡1）。看到对应图卡画面上是一个裸体女人，我特别不好意思。老师问："你在里面吗？"我看了看，说那好像就是自己，本来我是羞于分享这张卡的，不过觉得图卡可能反映了内心和潜意识里对性的渴望和需求，因而不管怎么样，我选择了诚实地面对自己。

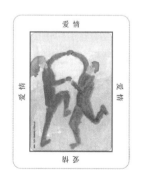 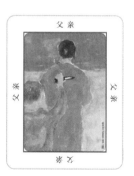

图9-6

第二组是"爱情"的字卡，我抽到的图卡是一个女人和一个男人拉着手在跳舞（图9-6），女人努力地跳着，男人却有点无力地被动配合着。

第三组中的字卡是"父亲"（图9-6），老师引导我去看画面是什么，我看到一个愤怒的小男孩，拿着一把刀，插向一个背对着他的成年男人。老师问："你在里面吗？在做什么呢？"我看到自己就是那个小男孩，背对着自己的男人是父亲。老师问，你为什么把刀插向爸爸呢？我回答，我觉得很愤怒。在老师的引导下，我看到自己内在对父亲有着巨大的愤怒，觉得自己不是父亲期待的儿子，父亲不爱自己，不重视自己，长期忽略自己……我自己看到这张图卡也震惊了，原来我对爸爸有这么深的怨恨，跟父亲的联结断裂得这么厉害。我想到爸爸对自己的忽视，童年时他长期不在家；我想到爸爸时常打妈妈，跟妈妈永远打个没完、吵闹个没完……我哭了。

再看对应"孩童"字卡的OH卡图卡（图9-7），我看到一张奇怪的桌子，上面有两只穿着奇怪鞋子的脚，在桌子上想跳舞，但是站不住，倾斜着快摔下去了，我感觉那是自己的脚。老师又让我抽了一张代表自己的孩童卡，是一个小男孩的头像（9-7），他有短短黑黑的头发，胖乎乎的圆脸，红红的脸蛋，戴着小蝴蝶结，穿着小西装。我觉得那就是小时候的自己，家人给我剪了短头发。我小时候经常被打扮成穿着小西装的模样，被爸爸"儿子！儿子！"地叫着……原来爸爸重男轻女这么严重，从小就希望我是儿子，一直不接纳我女孩子的身份，导致我自己也不接纳自己。我的内在孩童竟然是个6岁的小男孩！妈妈是在恐惧、愤怒中自己在家里痛苦地把我生下来，当时家里没有其他人。因此我一直觉得自己是不被爱的，是不受欢迎的，我不是父母期待的样子，不能满足他们的期许，不够好……我想到这些，我瞬间泪崩！杨老师引导我回到妈妈的子宫里，重新疗愈出生时不被期待、不受欢迎的创伤。我躺在妈妈的肚子里"四脚"朝上欢快地玩耍着，觉得很安全；要出生了，老师引导我努力地"四脚"朝下，爬过黑黑的、长长的产道；我用力出来了，看到爸爸、妈妈，接受很多人的欢迎和祝福……

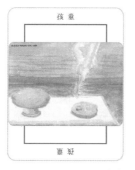 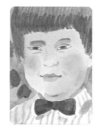

图 9-7

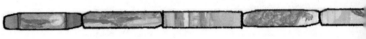

　　之后，杨老师又带领我去倾听伴侣的心声，让我看到了原来他的内在也是一个饱受伤痛的孩童，原生家庭带来的伤害让他躲在黑暗的世界里出不来。我以前的理解是多么肤浅，我只会用埋怨、指责去索取他的爱，两个内在都很匮乏关爱的孩子，又怎么能给予彼此温暖呢？我们两个都是不会表达自我和缺少爱的人，都是深深渴望爱和温暖的孩子。我痛哭不已，为自己的无知，为对他造成的伤害深深地自责和后悔。

　　疗愈完了，我再去看那张孩童卡，图卡中6岁的小男孩终于微笑了，我感觉自己内在有了力量。而对应"爱情"的图卡中，两个人似乎更融洽了，舞蹈配合度也协调了很多。

　　非常感谢杨老师，感谢她的疗愈让我释放了对父母的怨恨，让我学会接纳和臣服，放下不能承担的；也感谢在疗愈环节，父母愿意把属于他们的命运接回去，让我可以做自己。特别感谢杨老师在伴侣和感情环节对我的帮助，让我看到自己的问题、他的问题，让我看到希望和努力的方向。杨老师真的非常有智慧，她知道哪个地方最需要疗愈，在那个环节她会用最多的时间和功力。我深深地感恩和杨老师的相遇！

　　个案之后，我给爸爸打电话的时候，我慢慢地可以撒

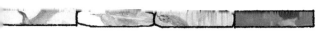
娇了，我的心里似乎柔软了许多。我能接纳我就是有这样的父母这个事实了。最后，我想对我的伴侣，也对内在的自己说："亲爱的，谢谢你来到我的生命里，让我在生活中、在无明的轮回中、在这段感情里内观自己，从而走上修行的路，谢谢你带我完成的人生功课。谢谢你提醒我从痛中醒过来，让我在伤痛里学会改变和穿越！当我成为我自己的时候，当我学会真正地去爱和找到自己的时候，幸福就会来，我会努力的！"

—— 未央 / 文

案例29　拨开云雾见月明

我是 C，这个字母就作为我的代称吧。带着对力虹老师非常感恩的心情，我要分享这次个案体验。

在参加杨力虹老师的线下工作坊的图卡心理咨询课程学习之前，我已经关注老师很多年了。我一直都觉得老师是拥有大爱与大智慧的老师，只可远观无法靠近，就那样静静观望了很多年……

因为这一两年发生了很多事情，我终于下定决心来成都参加课程，于是便有了这一次跟老师近距离接触的缘分。其间，我还抽到了老师的一次图卡个案，我是何其幸运。

力虹老师真的是有大智慧的老师，课程中全程如行云流水般给到大家很多的洞见。

在我的这一次个案中，老师慢慢帮我抽丝剥茧，一次次的提问与引导让人拍案叫绝。以下便是我对于这次个案体验的正式分享。

首先，老师让我选三个议题。

我选了三张字卡，从左到右依次为"父亲""权力游戏""受害者"。

力虹老师再让我抽三张OH卡的图卡，放在字卡的中间。

图9-8

我继续抽了三张人像卡分别对应三个议题，代表在三个议题中的自己。

权力游戏

首先我们探讨的是中间的议题，"权力游戏"。在力虹老师的引导下，我翻开了 OH 卡。

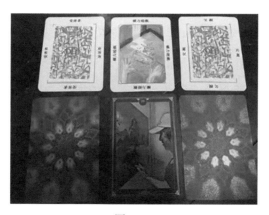

图 9-9

力虹老师问我看到了什么。我说看到了一个杯子倒了。老师问我杯子倒了我是什么感觉。我说，感觉那个杯子是我自己，有点痛，我觉得那是我的爱和善良。老师问，谁把杯子打破了，我说没有固定的对象，是一些不喜欢我的人。

老师问，在我的脑海里，不喜欢我的人，排在第一的是谁？（这个时候，我想到了我在从业过程中的遭遇。我的工作也是与卡牌相关，曾有客人在不付钱的情况下拉着我聊天，我当时有一种圣母心，觉得她们很可怜，于是接受了这样的陪聊关系，后来我经济上面临困境了。我开始计较，不愿意陪聊的时候，被客人攻击，骂我势利，说我不善良了，说我变了。我觉得自己就是那个杯子，那些水是我的心、我的爱，被无情地打破、散落。我很难过……）我回答老师，是对我有要求，我做不到就对我不满意的人。

老师让我闭上眼睛，想象我此时此刻想要对她们说的话。我想对她们说我没有错，我没有对不起她们，是她们不满足。老师让我再次睁开眼睛，看一看OH卡，看看卡片跟那些人有什么关系。我回答说，好像也没有什么关系。

然后老师让我打开与这个议题对应的人像卡，问我看到了什么。我说看到了一个人，他很渴望进入对面那幅画的世界里去，这个人觉得那个世界很平静，没有敌对的状态。老师问，你觉得那个世界里没有权力游戏吗？我仔细去感受，感觉那里也有，因为我突然发现万事万物都是相生相克的，丛林里也有强大与弱小。

老师问，如果在那个世界里也有权力游戏，你会处在什么状态。我想了想，好像我的状态也还好。老师又说，那如果那个打破杯子的场景，在那个世界里发生，你会有

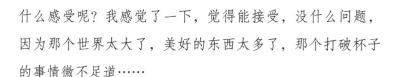

什么感受呢？我感觉了一下，觉得能接受，没什么问题，因为那个世界太大了，美好的东西太多了，那个打破杯子的事情微不足道……

在老师抽丝剥茧地引导我打开了对第一个议题新的洞见后，老师还用了冥想的方法问我，有没有想要对那些人说的话。我想说，其实你们也不重要。老师让我想象我的右手边有个遥控器。当我按动遥控的按钮时，我看到那些人对我的回应，她们很愤怒，很想骂我。

老师说，如果可以，我请你带着善意再次看向她们，试着对她们说，谢谢你们对我的信任。那一刻我落泪了，我说不出来，也不想说。我觉得自己太委屈了，我凭什么要去感谢伤害自己的人。

老师又引导我说，我们来换一句，试着对她们说，我想证明自己很好，我希望你们看见并尊重我，也许我太着急了，请你们理解我的局限，谢谢你们选择我。

然后老师让我再次看向她们，听听她们的回应。这一刻，我感觉到她们没有恶意了，反而是一副很轻松的模样。我自己也松了口气，但是胸口还是有点堵。

老师接着引导我继续闭上眼睛看向她们说，对不起，我没有办法满足你们的期待，我把属于你们的期待交还给你们，从现在起，我只做真实的自己，请你们理解我的局限，请你们收回自己的投射和你们的期待。

跟着老师说完这句话，我内心感到无比轻松，感觉自己也释怀了。在我的意识里，我也感受到了她们对我的理解，她们在我的世界里转身离开。

睁开眼睛再次看向那个议题的图卡，我突然发现，真的是自己的局限性限制了我的眼光与判断。你的内心有多大，你看到的世界就有多大。而我们每一个人，往往只会盯着伤痛，却忘记了我们的内心其实跟天空一样，只要我们看到它的宽度与广度，那些伤痛，就会微不足道。

受害者

在力虹老师的引导下，第二个议题我选择了"受害者"。当我摊开 OH 图卡，我看到一个很整洁的房间。

力虹老师问我，这座很整洁的房子，跟受害者有什么联结吗？我说，因为我怕受伤害，所以我希望什么都是干干净净、整整齐齐的。

力虹老师问我，当我看到这张卡牌，我的身体有什么感觉。我感觉到身体有一点抗拒，内心有点矛盾。我说，这不是我想要的，我待在房子里，我觉得很安全，但是房子限制了我，锁住了我，我很向往外面的世界，我其实不想待在房子里。

老师说，那你再看看人像卡给你什么启示。我看着人像卡，那是一个人骑着摩托车，火急火燎，不知道要去往哪里。他看起来特别想要离开，因为这里的环境很糟糕，路也不好走，他对未来充满不确定感。

老师拿出安心卡，让我从安心卡里抽出三张卡，代表着我的三个资源。

三张卡给我的提示分别是：

1. "问题"里藏着解决的方案。

2. 爱，便是如其所是，如其所愿。

3. 真正的富裕是知足。

我对这三张图像卡更有感觉，从第一张图片里我看到了一只看破真相的眼睛。我感觉到，我们的眼睛能够看到真相，只是很多时候我们自己内心的恐惧掩饰了真相，跟随自己的心就能看到自己想要的。第二张图片像是一个八卦，我感受到了四两拨千斤的力量，我也感受到能量与爱是生生不息的，而且万事万物都有两面性。第三张我看到的是一颗宝石，我想到了自己，我自己也如一颗宝石，璀璨而夺目。我有自己的价值，我应该相信自己，而不是追逐那些虚无缥缈的东西。

父亲

第三个议题与父亲相关。关于这部分的探索，我非常感谢蒹伽老师，在之前的课程中，她已经帮我用家排的方式，完成了与父亲的和解，所以当卡牌翻开后，我的思路特别清晰。

翻开父亲议题的OH图卡，我看到的是一段记忆。这段记忆图像中，离我近的地方最清晰，越远越模糊，最远处是父亲。他对我很重要，因为时间久远，我对他脸的记忆已经模糊了，他已经离开我好多年。

力虹老师让我翻开人像卡，我看到一个男性在播种。我想到蒹伽老师帮我和解的部分，我看得很清晰，父亲给了我生命，而我作为种子，能不能走好将来的路，要靠我

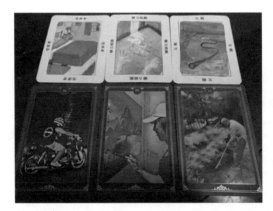

图 9-10

自己。我的生命是我自己的，我要对自己负责。而不是之前我认为的，我要带着父母的命运，负重前行。

看到这张卡牌那一刻，我无比轻松，我相信父亲一定会带着祝福在天堂看着我前行，而不是像我之前想的那样，他只是希望我照顾好妈妈与弟弟以及弟弟的宝宝。

此次成都学习之旅，对我非常有意义。我有太多收获，一方面学到了自己想要学习的内容，也打开了自己。更重要的是，透过力虹老师充满智慧的指导，让我有更广阔的眼界跟更宽广的心胸，我也希望自己将来能有更大的世界。

最后，再次感谢杨力虹老师，因为对我而言，这不只是老师的一次授课，更是我内心深处的一次成长，是一次让我真正意义上从内心深处与自己、与父母、与过去和解的旅程。

就像老师说的，要做助人者，自己先要拥有完整的人格。我也在努力让自己更完整。同样感谢潼潼老师与蕤伽老师，感谢你们的用心与耐心，感谢蕤伽老师在我与母亲及与父亲的家庭排列中提供的真心帮助。

愿每位老师平安喜乐，万事顺遂，一生都被好运环绕。

小 C/ 文

案例 30 寻找事业的方向

个案开始前，杨老师让我从 OH 卡字卡里面挑出一个关键词，我翻看了一圈没有自己想探索的，于是决定就说说事业吧。老师让我拿出那张空白的卡片作为事业的代表放在面前，老师问我看到了什么，我说一片空白。

老师问我空白的感觉在身体哪个位置，我闭上眼睛，体会了一下身体此刻的感觉，用手摸了一下腹部的位置，说感觉空白在那里。老师问它是冷的还是有温度的，我说不冷不热，感觉什么也没有，空空的，但是感觉身体其他位置把它包裹住了，它不能动。

老师拿出几个不同颜色的人偶，有大有小，让我挑一个代表我自己。我挑了一个蓝色的小人偶，老师让我感受一下，自己想把小人偶放在什么位置。

我感受了下，把小人偶放到事业卡片的下方，小人偶躺在事业的下方。老师再次向我确认，是想这么放吗？我说是的。

接下来老师让我去人偶的位置，感受一下身体的感觉，站起来后，我感觉头有点晕，有点站不住的感觉。老师问我是想站着、坐着还是躺着，我说我想躺下来。

老师让我模仿小人偶的姿势躺下来。我躺下后，身体便开始不由自主地抖动，头持续发晕。我闭上眼睛感受这股抖动，我跟老师说想把灯关掉，因为光线有点晃眼睛。

老师继续用温柔的声音引导我，问我此刻有什么感觉。我说感觉身体抖动得越来越厉害，除了腹部空白的感觉外，其他部位一直都在抖动，肌肉好像也在抖动，头也想摇晃。

老师耐心地说："没关系，允许它，想怎么动都可以。"我深深地呼了一口气，我的身体持续抖动了一段时间，我也不知道时间过了多久，抖动仍然没有停止。老师轻轻地问道："你想控制它吗？"我回答想控制它。老师引导我对它说："你想抖多久就抖多久，我允许你。"我感觉抖

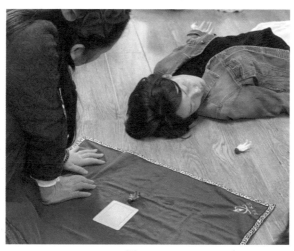

图 9-11

动的程度还在加大。

此时老师放了一个白色的小人偶在我头部旁边的地板上，老师问我，看到这个人偶有什么想说的吗？我说感觉它的衣服太白了。

看了一眼我就扭开了头，不想再看它，老师让我看着它，并引导我对它说："谢谢你让我活下来，我会多做善事纪念你。"

接下来老师在我旁边摆放了四个橙色的一模一样的小木偶，问我如果要选一个，想选哪一个。我说最右边那个，老师让我把小木偶拿起来，可以想放哪里就放哪里。我把它握在右手里，慢慢地感到右手和右胳膊停止了抖动。

又过了一会儿，我感觉到空白的空间在向外拓展，我

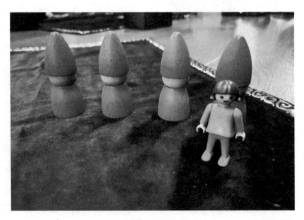

图 9-12

和老师说我感觉我挺喜欢这种空白的感觉，感觉空白从腹部慢慢地向头部蔓延，空白覆盖到的位置抖动平息了下来。又过了很久，感觉抖动突然停止了，就好像海浪一下子退潮的那种感觉，"唰"一下没了。我从地上一下子坐起来。

老师让我再次看看那张代表"事业"的空白卡片，问我此刻看到了什么，我说感觉有很多可能性。老师问我如果要把橙色的小木偶放一个位置，我想放到哪里。

我看了看，把小木头放到卡片的正中央。老师问我是否要改变小人偶的位置。我看了看，拿起小人偶放到木偶的旁边，同时，我把蓝色小人偶立正起来放着。老师拿出之前的所有人偶，问我是否要换个人偶。我看了看，说不想换，还是想要这个蓝色的小人偶。

老师打开音乐，放的是一首我最喜欢的歌曲。老师让我站起来，闭上眼睛，让我想象我前面有一个空间，接着问我那里面是什么场景。我说感觉是一个很大的草坪。老师问我穿着什么衣服，我说感觉是黄色的运动装。老师问有其他人吗，亲人朋友在哪里。我说感觉他们都在。老师问他们在对我说什么，我说感觉他们让我过去。老师让我跟随着音乐走向前面，我一边想着前面的场景一边慢慢地往前挪动。

结束后，老师解释说，我选择的那个橙色的小木偶代表女巫的力量，我选择了女巫的力量来支持我自己。

个案到这里就结束了，此刻我再看代表事业的空白卡片，再也没有之前那种茫然、无奈、担忧的感觉，而是感觉充满了力量，头脑里也一下子有了清晰的事业方向。

10月份的图卡课程已经结束一个月了，但是它带给我的变化却一直在生活中持续着，我脑海里一直不断出现一句话：一切唯心所现。

案主个案后分享：

这次太幸运了，可以得到体验老师个案的机会。这两年我一直被事业的方向困扰，之前曾用各种占星咨询和人类图解读都没有彻底解决，也做过其他老师的疗愈，但是仍然还是有一种被卡住的感觉。

而且这两年持续困扰我的一个问题就是经常感觉到身体无来由地紧张发抖。虽然我也用了很多情绪释放方法，一直不能有效地解决。

这次杨老师做完个案后，我的身体体会到了一种非常放松和舒展的感觉，感觉自己现在才真正活着。原来放松的感觉这么好，当我的心不再紧缩，内在开始移动时，面对事业的议题，看到的就是完全不一样的风景了。

老师的个案疗愈基本没有人为的干预，一切跟随当下的流动和呈现，将无为的心法与支持、陪伴、流动的技术相结合。杨老师真正演绎出了行云流水、灵动自然、润物细无声的大师风范，也是我想成为的疗愈师的样子。

小 Y/ 文

案例 31 迷茫的背后 藏着无限可能性

个案开始，杨老师请我在一张白纸上画出我的事业，我用棕色笔先画出一条横线，代表地面，再在地面上画上粗粗的树干，并加上了四个树洞；接着我用绿色笔画了茂盛的树叶，并涂满了绿色；与此同时，在树下我用橘色笔画上了一个小人。（图9-13）

杨老师让我解读我的画，我如此描述：

我画了一棵大树，它是有一定年份的树，树干是粗壮的，树叶很茂盛。树下有一个人，这个人好像在寻找些什么，他感到很迷茫。

杨老师请我站在这个小人的位置上去感受，我发现这个小人在看着我前方地上的位置，我不清楚他具体在看什么。于是杨老师请我在OH卡里面抽出一张图卡，放在我眼晴看着的前方地上那块区域。

我抽到了一张画着黑夜的图卡，上方是夜空中的月亮和星星特别闪亮，它们吸引着我，下方是一条路，不知道通往何处。

杨老师请我闭上眼睛去感受，一开始我看不见前面十几米外的地方，感觉前面是一片漆黑，只有我站的地方因为月光和星光的照耀，所以是明亮的。

杨老师问我是否往前走，我回答感觉可以往前走。我摸黑走了几米，发现前面有一些光亮，是远处村庄的光亮，但到达那里需要我走一段很绵长的小路。杨老师再一次问我，是否可以往前走，我仍然回答可以。

我尝试着慢慢朝前走，这时杨老师问路上是否有人，我回答没有，路上一个人也没有。杨老师又问，看得到天上的月亮和星星吗？我回答没有。这时我发现这条小路上有路灯了，每隔一段路就有一盏路灯，我还感受到晚风寒凉地吹过来。

我一个人在这条有路灯但刮着寒风的小路上行走，不一会儿我来到了一条马路边。马路是横着的，需要我穿过马路。马路上没有车，周围依然没有人，我跨过了马路栏杆，来到了村庄边上。

杨老师再一次问我，村庄里有没有人。这时我发现村庄没有人，都是房子，房子是一层或两层的平房，密密麻麻，房子是水泥做的，没有窗户，但有门，门是关着的，村庄里面也到处是路灯，星星点点。

　　我在这村庄里面走着，依然没有碰到一个人。这时杨老师说话了，她请我低头看看自己的脚，是穿着鞋子还是光着脚。就在这一刻，一股惊慌恐惧的感受袭来，我吓得大声说："我不要，我害怕。"（本来我走着看着，村里没有一个人，安安静静的，老师的引导似乎让我在猛然间意识到，我也是一个人，村庄里至少还有我是一个人。但是不知为何，在一刹那，我居然如此恐慌。）接着杨老师又说或许可以看看周围有没有镜子之类的，可以让我看见自己。

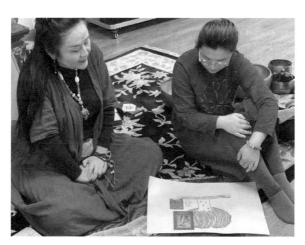

图 9-13

　　这一刹那我瞬间失控，惊恐席卷而来，我立刻用手臂挡住眼睛，带着哭腔喊道："不行不行，我不要看，好恐怖。"（这样的惊恐让我自己也觉得诡异，我不知道恐惧为何而来。）杨老师和同学们都笑了，杨老师温和地轻轻说了一句："好的，那我们就先不看。"

　　也许是好奇心作祟，也许是因为我对杨老师和同学们的信任，当杨老师说先不看时，我反而心里有些不甘心了，我想看一下，内心升起那么一点点我当下十分安全的感觉，因为我感觉杨老师和同学们都在！

　　这时我还是闭着眼睛，在潜意识的画面里，我让自己低下头，看看自己的脚。我光着脚，穿着暗黄色袜子，穿着一件暗红色连衣裙。杨老师问我："你头脑里当下闪过的数字是什么？"我回答："六。"原来我看到的是6岁的自己。这时我再抬头看前方，发现村庄里面有其他颜色了，有河流、小桥，也模模糊糊有些人影。原来在我看见自己的时候，我才能看到外面的世界。

　　这时杨老师让我再一次睁开眼睛，再看回我刚才抽到的那张"黑夜"的图卡，我发现月亮和星星依然闪亮，也发现月光下那条路变得明亮起来了。路的右边有一棵大树，就像我一开始画的树一样。杨老师又问："现在你自己在哪里？"我回答："我靠着树坐在树下。"

　　杨老师再一次请我模仿这个动作，坐在我看见的树下。这时杨老师拿过我的画给我，问我现在再看这幅画时我的感觉。我看到了这个小人似乎在等待他的妈妈，在找他的妈妈。杨老师让我把小人"抱到"我身边，靠在我的脚边，问我："现在感觉呢？"我发现小人和我在一起安心了很多，我的心里也踏实了，并升起一些轻松开阔的感觉。

　　个案还在继续，杨老师请我抽一张安心卡，这张图卡上写着："内在完整的人，清晰地知道自己的界限，关系里可共情但不卷入对方的剧情。"杨老师问我这句话让我此刻有什么领悟。我发现此刻的自己更完整了，特别当这个小人靠着我的时候，当我看见我的内在孩童并接纳她进入我的生命、我的内在，此刻我感觉很安心。

　　杨老师继续问，安心卡的图像上有没有和我的画有联系的地方。我发现安心卡上的绿色和我的树一样，

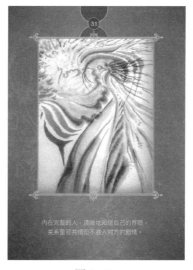

图 9-14

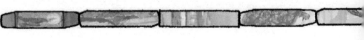
安心卡上还有更明亮的黄色和橘色，那是源源不断的温暖的能量在散发。

　　杨老师问我，如果把安心卡和 OH 卡放进我的画中，我会放在哪里。我感觉了一下，我把 OH 卡放进小人的背后，此刻我看这张图卡，发现它不再迷茫而是非常清晰，充满了各种未知的可能性，它们充满神秘，需要我去探索，它们也充满了未知的力量，我可以去获得。我把安心卡放在树干的位置，树干充满着向上的力量，代表了生命力。

　　个案到此就结束了，如果需要一句话总结，那就是：迷茫的背后藏着无限可能。

XZ/ 文

后记：
心的品质便是疗愈秘籍

杨力虹 / 文

2007 年，因着与我"相爱相杀"一辈子的父亲的离世，这个无常让我习以为常的世界崩塌。我是谁？我为何而来？为什么每个人的剧本不同？死亡是终点吗？父亲去世了，他的心识会去往何处？……这些大哉问第一次浮出水面，也由于这个无常，我闯进了心灵成长的内在探索之门。

在自我疗愈之路上，我直面跌宕起伏的人生过往，在无数恩师的引领下，在同修道友的陪伴下，一路疗愈、整合、蜕变。后来，因缘成熟，我成为助人者，遇见了无数前来成就、推动我的案主和学生。他们给了我鲜活的生命教育，给了我无条件的信任与包容，给了我累积善业福报的机会。

所有的成功都属于案主，感恩并随喜他们的勇敢，敬佩他们对自己命运的直下承担。当自愈力被找回，爱在平衡里被看见、被联结，如涟漪般扩展开来时，身心的康健与自由，便会自然而

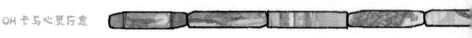

然地接踵而来。

逃避之路，是轻飘的、无力的、虚弱的、短暂的。沉甸甸的现实总会让它遭遇到困难与障碍。当无常示现时，你便不得不直面。世界上没有一个地方，可以让你逃开你自己，即使你穿山越岭，远涉重洋。

你学会再多方法，也仍是在梦中继续造梦罢了。这就是为何在我的教学工作里，始终强调心的品质，练好内功，才可能无招胜有招。疗愈师走到最后，拼的终究是自己的人格魅力，根本不是有多少种头衔、多少本证书、多少种技能，心的力量胜过一切。

真正醒来的疗愈师们，以普通人的面貌活在人间，他们不是学出来的，而是活出来的。他们的存在本身便是支持案主找回自愈力的强力圣药。心理学博士可以靠时间精力堆出来，而醒来的觉者，靠的却是因缘，靠的是智慧。他们只做减法，如实看见世界本来的样子，从万物返三返二返一，然后，归于无极，归于"强名曰道"的本来，归于本初善。他们，是淡然而宁静的，在了知本自具足中，既接受自己的不完美，也不强求"无条件地爱"，更不会用"灵修大师"等高大上的标签来装扮自己。他们内在的喜悦与丰盛，并不是亢奋，而是少欲知足。他们可以在"无所事事"中不费力地活着，踏实而真诚地工作、生活，身心合一，保持正念于每个当下，平实而坚定。

凡生命真正蜕变的人，是让人舒服、愿意与之共处的，是和

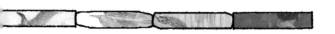
善友好的。他们已经放下了幻觉，瞥见实相，扎根大地，在关系里和谐共存，因为，他们会看见世间万有无不与自己一样，都在希望离苦得乐。"因为懂得，所以慈悲。"

最柔软的话语，是最强大的人才可以说出口的；同样，最谦卑的行为，也是内在最强大的人才可以做到的。唯有正念于当下的人，才是真正生活着的人。

如果仍然生活在孤傲、清高中，那么，请看看他们自己内在需要被看见的自卑和虚弱。他们只是因为要回避、遮盖这些"阴影"，所以建立起以孤傲、清高为面具的防御机制。这并不排除有朝一日，他们会在"阴影"中与自己的所有侧面和谐共处。他们正在朝着这个方向前进，自我成长是朝向内在的单行道，一旦上路，便几乎不可逆转。

在妄念与烦恼中到处流浪的人，他们离自己很远，他们并未真正地活着。例如，经常五分钟不到，便开始焦虑地刷手机屏；在各种社交媒体永无止境的推送里，耗掉了自己的心神；频繁找人说话，耗光了自己的气；要对抗孤独而频换性伴侣，损伤了自己的精；加上看电视，打电话，听音乐……最后气血两亏、精神萎靡、迷茫、空虚无助，很难与自己单独相处。这些都是这个焦虑时代的人的通病。

正如佛家讲的"真空妙有"，道家所讲的"负阴而抱阳"，世俗层面的"隐与显"，近年流行的"正能量与负能量"……在二元对立的世界，改变的前提永远是允许对方不改变，只有这样，改变与转化才会发生。我从来不框定所谓的正、负能量，我认为在生命的风景里，有高山、有低谷、有平原，才美、才真切，而这些风景也都处在瞬息万变的转化中。当我命名它为"负能量"时，内在就会对它产生排斥与拒绝。在我多年的助人工作里，看见每一个"负能量""负面情绪"里都蕴藏着需要被看见的渴望与需求，都无一例外地饱含着对爱的向往，对被接纳与允许的期待。如何与案主互动、同频、共情、抱持、陪伴，这需要疗愈师们在自我整合、自我提升的过程里发展出广大的慈悲与同理心，在感同身受的同时保持有界限的共情，尊重对方的生命节奏，专注而不带评判地聆听，平等而去除期待和恐惧，懂得放松而充满觉知地临在。

经常遇到这样的提问：老师，我如何才能结界，抵挡案主负能量对我的侵扰？

我问他：你有什么依据证明自己的能量就比案主要高、要正？在你准备结界，抵挡案主时，你就把自己封闭起来了，那是紧缩的恐惧和排斥，而助人工作，是需要成为"中空管道"，无拯救意图、保持谦卑、怀尊重态度，处于正念的临在之中，与案主平等，甚至站在比案主稍次的位置的。在我的全息排列或一对一个案过程里，案主都会在我的右边，那是比自己更重要的位置。作为支持与陪伴者的我在为案主工作时，我也带着尊重与谦卑，

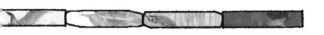

把他的家族成员们放在我心里。我从不用驱赶、排斥的方式完成个案，我唯一的方式是寻求和解。

"我慢高山，不留德水。"如果失去了谦卑与尊重，当疗愈师这个名号只为了得到关注与赞赏，被用来满足、粉饰小我，堕入世间八法中，案主成了配合你上演"自我重要感"大戏的配角时，那只会造成遗憾。当然，案主的内在决定了他会与怎样的疗愈师相遇，一切皆因缘，我对一切的发生都保持尊重，都只会说：是的。

看见，即疗愈。共情而不同情，无为而无不为。不限年龄、不分性别、种族、教育背景，OH 卡均能派上用场。"用生命服务生命"并非口号，在"自我疗愈整合—基础技术学习—自我修养完善—术为道用—实修践行—督导提升"的层次里，我培养的意向图卡心理咨询师及安心正念体系的导师们不是靠案主或学员来填满自己内在匮乏的空洞，也不是靠别人的认可、追随来平衡内心低价值感的"拯救者"形象，而应是内在和平、人格完整的安心正念导师。活在世间，不自欺、不欺人、不被人欺，怀有善心良愿、嘉德懿行，能不忘初心、自我成就的同时，亦能陪伴、支持有缘人，让自性的明光照亮经过的生命。

OH 卡及意向图卡，无疑是一把非常好的打开潜意识宝库大门的钥匙，有了这把钥匙，与我们相遇的有缘人便可以从当下的身心困境里找到一条唤醒本自具足的自愈力的道路。活在世间，难道还有比实现人生价值，活出自己的最高版本更快乐、更幸福的事吗？而我们应当成为陪伴与支持案主联结到宝贵的生命资源的人，在与案主的互动里，也收获宝贵的生命教育，不断地自我成长、整合、进化。如果在利他之路上，也实现自己的人生价值，活出了自己的最高版本，岂不快哉？

世界上唯一一桩稳赚不亏的投资便是——自我成长。

相对于"教育"二字，我更喜欢"化育"。

安心正念的疗愈师们首先要建立的是与自己单独相处的习惯。在起心动念中，联结自己的身心。同时，他们也可能会有爱情、婚姻、家庭生活，只是在世间的各种关系里，他们也多了分觉受：刚才，爱人的那个眼神刺伤了我，有一种委屈正在生起，他按动了我的哪种习惯模式按钮，我该如何修正？给孩子加这个课外辅导，源于内在的什么动机，这是孩子的需要吗？老板的蛮横态度是我的哪些行为造成的果，我清晰我与他之间的界限吗？那个同修的习性为什么会让我紧绷难受，我要怎样调整？……

闻、思、修，弄清楚自己身心的交互运作规律，便会了知案主的内在发生。践行、修正，才算踏上了一条真正的修心之路。

没有人有病，没有谁缺什么，本自具足，自性圆满，这就是生命的真相。在我多年的助人工作里，我的面前从来没有病人，他们都只是站错了位置，身心被困扰的正常人。案主也没有问

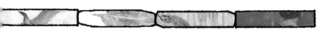

题，他只是暂时没有找回自己的资源，而过度聚焦在所谓的问题上。那些"症状"更是充满了爱的信使，它们的敲门声只是为了提醒案主去看见某人，接纳他，与他和解。在世间法里，在序位里去爱，去联结，去流动，创造和谐与幸福的人生；在出世间法里，了知此生只是名色相合的临时聚集体，紧缩造成了我执错觉，成了我们烦恼之因。在究竟层次上，自性圆满，众生一体。

你要醒来，还是要继续装睡，都由你自己的因缘决定。

不管哪一种存在形式，我都无条件地尊重。

不增不减，不垢不净。

无一不是刚刚好。

说到底，仍然还是一个梦、一个故事、一个游乐场。如果在梦中，你仍有一千条路可走，而醒来，你只有一条路——归心之路，当下之途。

心外，并无世界。

大道至简。

OH卡与意向图卡，可助你窥见一斑，可领你展开人生的另一幅生命蓝图。

如果你已准备好，就来与我们同行吧！

生命感恩辞——海灵格

亲爱的妈妈

我从你那里得到了生命

为了将我带到这世界你所必须承担的

还有你为此付出的代价

我将回报

我将好好利用我的生命为你带来喜悦

你的付出不会白费

我将丰富并荣耀我的生命

而且如果可以

我会将你所给予我的生命传递下去

一如你所做的

我全然地接受你做我的母亲

也请你接受我做你的孩子

对我而言

你是最适合我的母亲

而我也是最适合你的孩子

你是大的

我是小的

我接受你对我所付出的一切

亲爱的妈妈

我很高兴你选择了爸爸

你们是我最适合的父母

只有你们

然后跟爸爸说：

亲爱的爸爸，

透过你我得到了生命

为了将我带到这个世界你所必须承担的

还有你为此付出的代价

我将回报

为了带给你喜悦

我将好好利用我的生命

这一切将不会白费我会好好活着并珍惜我的生命

如果可以，我也会将生命传递下去

一如你所做的

我全然地接受你做我的爸爸

也请你接受我做你的孩子

对我而言

你是最适合我的父亲

而我也是最适合你的孩子

你是大的

我是小的

我接受你对我所付出的一切

亲爱的爸爸

我很高兴你选择了妈妈

你们是我最适合的父母

只有你们

当人们可以在心中对父母亲这样说时，

他们将得到平静，

感觉到处在正确的轨道上，

并且再次变得完整。

附录一：
杨力虹老师智慧心语

1. 健康地活着与追逐疾病一样，都是存在的方式。就算你健康地活下去，你也不一定会失去生病时才会得到的温暖、关注与福利。

2. 当你用"被伤害"这把"刀"戳自己的时候，当年扔下这把"刀"的人早已走远。而自己却会因为又捡起这把"刀"，每天变得很"充实"。用这把"刀"可以有千百种自残方式，也有千百种自我打压的理由。

3. 小时候，父母对我们高频重复的话，有最高的催眠成果。"你不好好读书，就……"去看看自己今天，是不是像他们预言的那样？

4. 懂因果就好，一个行为的背后，都会有一个结果。作用力与反作用力总是相等的。

5. 你有再多的名牌包包、名牌衣服，也无法填满你内心自卑的坑洞！

6. 每一个当下都是最好的存在，如果你对每个当下都满意，那"不如意"之苦就会远离你了。

7. 保有界限，可让自我清晰，也让对方有了行动准则。

8. 放下拯救别人的意愿，尊重每一个人的选择，记住"实无众生可度"。

9. 两个同陷泥沼的人，怎能救起对方？

10. 经验来自经历的累积。我不相信一个没有孩子的人会成为育儿专家，也不相信一个没谈过恋爱的人可以教导你"亲密关系"。

11. 念头会像天空的云，时而阴云密布，时而万里无云，时而挂一丝云彩……看见、知道即好，不去跟随，不去扩展，不去演绎。正念，不是正确的念头，而是如实了知当下所有的发生。对所观之物，不去添加，不去删除。如实如是，便好。

12. 快乐也可以是很平静的、清凉的；亢奋、火热，不一定是快乐，也许只是欲望。

13. 我们往往看不到我们已经拥有的、已经得到的，我们习惯性地把焦点放在没得到的部分。

14. 爸爸的离开，使得充满（盲目的）爱的孩子会主动去做妈妈的情绪配偶，这对孩子来说，太沉重了！

15. "好男人"多数性功能弱，因为，为追求别人口中的"好"，他会压抑自身的原始能量，不允许自己的攻击性被表达出来。

16. 家族里最遭人"嫉恨的"，是那些既出钱又出力的人，安排其他成员的工作、婚姻、买房……心力交瘁，散财耗神，不但讨不到一个"赞"，也许还会招来众人围攻。因为，他们给得太多，让接受的人内疚，无力回报，他们剥夺了他人成长的机会。施与受失衡，序位混乱、命运牵连，纠缠便产生了。

17. 乖孩子面对冲突中的父母时的心声是：你们少吵架，别打架，我乖，还不行吗？个案里通常看见家里最忙的那个人，是试图缓和父母关系的乖孩子。

18. 因果不曾放过每个人。

19. 父母应从子女的婚姻里离开，否则，会越帮越忙，添堵加乱。

20. 在死亡面前，人人都是平等的，只是早晚的问题。

21. 每个生命都值得被爱，值得被尊重、被看见！

22. 当女人成为女人，男人才会有机会。（亲密关系里，多数人都是孩子。）

23. 有老外感慨：娶一个中国女人，等于娶了她整个家族。许多原生家庭里的问题，都会被带进本属于两个人的亲密关系里。亲密关系里的神圣被打破，问题便会层出不穷了。这是跨国婚姻失败的其中一个原因。

24. 和出生地有很好的联结，才有可能在你现在生活的地方，生活得更好！

25. 和父母的联结中断后，试图在亲密关系中找到父母的替代品，这种尝试几乎不会成功。

26. 比被虐待更可怕的是害怕孤独，宁可被虐待，也要维持联结，甚至付出生命的代价。维持令人窒息的纠结之"爱"只是为了躲避"分离焦虑"。过早出国的留学生、乡村的留守儿童，未来不少人会在亲密关系里抓取被看见、被关注、被联结的"救命稻草"。他们是在求救，而非求爱。（评论中国女留学生被虐致死的事件）

27. 为了表达对妈妈的爱和忠诚，有的孩子就连堕胎的次数，都几乎和妈妈一样。一边说痛恨母亲，却用实际行动表达：妈妈，我爱你。每个孩子都有伟大的爱，只是有时，爱迷了路。

28. 头脑里的想象，和现实也许不一样。有些人非要活在自己编织的故事里，不肯出来。我们必须接受：你无法叫醒一个装睡的人。医不叩门。

29. 烦恼只怕你凝视它，当你躲避它，对它视而不见，烦恼就会被滋养、被扩展。

30. 身为女性，我们活在这个世间，一定有我们的价值。哪个人不是经由母亲的身体来到人间的？我们有不同于男性的女性特质，这是需要被珍视的。

31. 你感觉到此刻你正在看见自我吗？你感受到内在的情绪，正在不断地生生灭灭吗？

32. 接受自己，允许变化发生，而非执着于一个固定的状态，

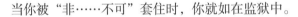

当你被"非……不可"套住时，你就如在监狱中。

33. 没有谁比谁更好，你所经历的一切，都是你人生的必经之路！

34. 生命当下的呈现，对你来说都是100分。

35. 拥抱千百个男人，不如被妈妈拥入怀中。我们在生活中去找"妈妈"的替代品，无论如何也找不到的。

36. 亲子关系是单向的关系，它只有一个结果，就是分离。你对妈妈最好的回报，就是把生命传下去。

37. 孩子是父母成长的助力，作为家长，也许从未认为自己有问题。但当孩子出现一些状况时就会很敏感，然后去求救，寻找解决方法。

38. 我们回到父母那里，为自己充电，然后再从那里出发，走向属于自己的人生。

39. 你若盛开，蝴蝶自来！当你活出女性的一面，展现出自己的女性特质，根本不用去追求异性，他们会被吸引来。

40. 受苦，比改变容易得多。就算你耽溺于受苦，我也尊重你的决定与选择。

41. 不被祝福的感情，会有许多波折和困难。

42. 几乎所有的出轨，对方都是知道的，只看他愿不愿意捅破这张秘密之纸。你能做的，就是为自己行为的后果负责。

43. 孩子面对强势的母亲是紧张的，强势的母亲成了一家之主时，父亲无法发声就会压抑、沮丧，孩子因而没有安全感，时常害怕、担心，这就是序位的颠倒。

44.在孩子的序位里，每个孩子遵循父精母卵结合、心识入胎的时间顺序排列，都有自己的位置，哪怕他没能被生下来，他依然有位置。

45.家排最重要的三点：整体、序位、平衡。

46.一个父亲在家里无法发声，被边缘化的时候，孩子会用各种方式和父亲联结在一起，如毒瘾、酒瘾、网瘾……这些大都是对父爱的渴望。

47.当我们选择婚姻的时候，它既会带给我们幸福，也会带给我们痛苦。幸福和痛苦是互相转化的，它们是一体的两面，你选择婚姻时，就意味着要接纳它的所有侧面！

48.一个已经成年的孩子，如果还与父母牵连纠缠，耽溺于父母无微不至、大包大揽的"爱"中，孩子便无法走向自己的亲密关系，无法遇见成年人之爱。

49.不要给自己抛下那么多心锚，让自己深陷并快乐地营造幻觉，这些无非是为了逃离困境，脱离当下的把戏。

50.不如实接纳自己的父母，那就只能把这个需求与渴望投射出去，只有去喊你的灵修老师"爹地""妈咪"，他们是你内在"完美父母"的代表。幻觉，终究是要破的。还不如，回来面对真相。

51. 真正的喜悦是宁静，而非亢奋。

52. 你的父母并不完美，他们肯定有局限，但于你而言，他们却是最恰当的。

53. 没有多生累世的固定灵魂伴侣，一切都在变，因缘有聚必有散。世上唯一不变的是：一切都在变化中。执念生起，便堕入苦中。

54. 去看见外表背后的人，他丰富、多层次且千变万化，绝不可能被一张星盘框定，在术里是找不到解脱之道的，只能找到自我合理化的"安全感"。如果一辈子活在星盘里，此生也太可惜了。生命有那么多可能性，一念之转，柳暗花明，岂是术数能够涵容。

55. 眼见，不一定为实。感觉，不等于真相。

56. 过去无法被删除，我们需要给前任一个位置，后来的伴侣也须尊重前任，因为，是前任的离开，才有了后来伴侣的位置。

57. 当你们在社交网络上，可以用自己的真实姓名，也许就不用上各种成长课了。用真名，你与父母、家族的联结便加强了。你们在选家排师时，可以先去观察这位家排师是不是用自己的真名。

58. 真传一句话，假传万卷书。践行，强于无休止地思辨。

59. 不用千里寻"前度"，只需在心里给对方留一个位置，感谢对方曾经的陪伴。分手，每个人都须承担属于自己的责任。

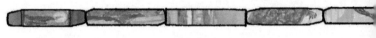

60. 愤怒、恐惧的背后，都是对爱的渴求。

61. 很多疾病不是它需要你，而是你需要它。

62. 以为自己比妈妈更好，成为父亲的"隐形伴侣"时，男朋友们就没有机会了。这样的"亲密关系"很难长久，因为，世界上没有父亲复制品。每个男朋友，都不是你爸爸。

63. 带着理想，走向梦想。有时，低头比昂头更有力量。

64. 拒绝情绪，身心必分离。接纳自己的所有侧面，身心方和谐。

65. 所有关系，一定是双方，甚至多方造作的结果，绝不可能是某一个人的错。

附录二：
我的 OH 卡缘
——读者评价

一、走在回家的路上——祝福自由绽放的生命

我与 OH 卡结缘于 2013 年的春天，当时，我的公司正陷入一个可怕的危机，我作为公司经营者背负着公司股东的指责、合作关系的决裂、员工的离开、业务收入的下降等种种压力。

平时下班后，我常感觉自己已经无力支撑，经常彻夜难眠，然而第二天，我的理智又指挥我必须微笑着出现在他人面前。就这样，我惶恐不安地继续坚持着，感到非常煎熬。也许是因为压力太大，我的身体相继出现了亚健康的症状：牙疼、头晕、心悸等。我几度求助心理咨询师，希望获得摆脱压力的方法，但是每次咨询结束，轻松数日后，我又会再次被恐惧的情绪笼罩，无处可逃。

一天清晨，我再次被噩梦惊醒，头疼欲裂，我终于鼓起勇气，来到自在家园找杨力虹老师做个案咨询。就这样，在个案里，我第一次接触到了这神奇的图卡——OH 卡。说它神奇，是因为在个

案里，我寻求的是如何摆脱公司经营的困境和如何应对紧张的各种关系这个课题，而我抽取的OH卡呈现的场景竟然就是我在这期间常梦见的场景。经过杨老师指引，我知道了梦原来是自己被压抑的情绪在潜意识层面的呈现。梦正在唤醒我去关注自己内在世界的真实状态，让我看见自己无助的内在孩童正处于恐惧之中，我应该去陪着她一起经历、一起承担，而不是白日清醒时强装笑脸，故意忽略内在孩童的情绪。当OH卡让我看见这一切时，我与自己孤苦伶仃的内在孩童紧紧地相拥哭泣。在感受到我们情绪得到宣泄的同时，我也终于肯将这些时日死扛着的重担从双肩卸下。放下的那一刻给了我如获新生般的喜悦，我与OH卡从此结缘！

让我认为OH卡充满惊奇之处的例子，还有当我从自在家园回到现实的工作、生活里后，它带给我的喜悦还在继续发生。当我再次面对工作里的各种挫折、难题时，当我明显感觉到恐惧、焦虑的情绪再次袭击我时，我被它们纠缠其间的时间在逐渐变短，之前那种无力感和逃离的想法也慢慢在减弱。OH卡让我真实体验到了身心灵疗愈的美妙，工作状态在这种心情下逐渐得到了调整，在家里与家人的交流也开始和谐、流畅了起来。

我因此对OH卡的兴趣油然而生，于是在2014年4月我报名参加了自在家园举办的OH卡心灵疗愈课程，与同修的学员一起，跟随杨力虹老师学习运用OH卡进行自我接纳、父母关系疗愈、亲密关系和解、亲子关系重建、合作关系理顺等功课的探索。

在 OH 卡的指引下，我不断挖掘我的身体与心灵；在课上我跟随老师的指引，诉说自己并聆听他人的生命故事，真实地感受到众生皆苦，了悟了只有敢于向苦行才能踏上乐途。我不断看见学员们与 OH 卡结缘后发生的各种疗愈奇迹，我再次被 OH 卡深深震撼。

在课后，我觉知到自己情绪纠结时，就尝试用 OH 卡自问自答，进行自我疗愈。我通过 OH 卡与潜意识对话，遇到了非常奇妙的一些经历：遇见了孕育着自己生命的受精卵，看见了爸爸妈妈迎接我来到这个世界上惊喜的面容，理解了爸爸妈妈经历的苦难从而放下了对他们的抱怨和评判，追溯家族数代人的历史，接纳家族里夭折、早逝亲人的命运……所有的场景对于过去的我来说，曾经是充满伤痛的苦难经历，现在因为 OH 卡我得以与之相遇，与之对话，帮助我领悟到了自己的使命。通过学习领悟，我的内心真正懂得了尊重、谦卑、接纳的意义。我常常回想起课程结束时，杨力虹老师引导我们做家族业力功课时出现的那个"福荫万代"的画面，它定格在我脑海里：带着重获自由之身的我，与先生一起携手走在共同创造的生命旅程中，我们身后各自家族的大树枝繁叶茂；有了福荫庇护，我们可以轻松愉悦地朝前走，身旁有儿女相伴，路边有鸟语花香。

我特别珍视与享受 OH 卡带给自己的这些美妙经历，在我感到身心困顿无力时，它总能帮助我观察内在，追溯根源，找到穿

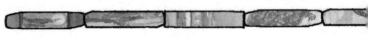

越重重情绪障碍的力量。我有时想，如果有一天，我有能力将自己的OH卡疗愈经验分享给有缘人，可以帮助众多迷失在生命旅程各阶段里受苦的人寻找回归自己家园的路，这对于我将是一件很有意义的事情。

2014年7月，杨力虹老师邀请我帮助搜集整理自在家园的学员体验、个案经验素材用于撰写《OH卡与心灵疗愈》书稿，我欣喜地接受了。在整理的过程中，我几次被他们的生命故事感动，通过他们分享的OH卡心灵疗愈文字、牌阵、视频、音频记录，我见证了他们在经历了各种人生苦难与挫折后，勇敢面对心灵伤处的剧痛，穿越重重情绪障碍，体验到潜意识里重现光明、增长智慧的轻松和喜悦。感谢这些生命的勇者，因为他们的生命故事将感召更多有相同经历的有缘人，去学习、掌握OH卡心灵疗愈的方法途径，从而可以带那颗漂泊无依的心灵迷途知返，身心合一。

也许你与书中某个生命故事里的主角有过相似的经历，也许你是OH卡的有缘人，也许你正在寻求身心成长的路上，也许你是自助助人的心理疗愈工作者……相信本书能帮助你认识OH卡，跟随OH卡去探索蕴藏无限潜能的潜意识宝库，找到你生命正能量的原动力。

祝福你，有缘人！

王小红／文

二、OH 卡，唤醒我的无意识

跟随杨力虹老师学习 OH 卡是快两年前的事了。在自在家园共修群里，老师如影随形，寥寥几句总能给在群里潜水的我以深刻的指引，让我常觉醍醐灌顶。

拿到《OH 卡与心灵疗愈》时，我一口气读了两遍，不得不赞叹杨力虹老师团队对 OH 卡知识的倾情分享，让我收获匪浅。读书中之内容，仿若回到那个带给我成长的课堂，杨老师空灵的声音回荡耳边，感恩之心油然升起。

《OH 卡与心灵疗愈》可说是 OH 卡疗愈师必备的工具书，书中老师详解了牌卡的发起者、种类和使用技巧，毫无保留地分享了大量的牌阵。不管是对初学者还是对探索牌卡时间较长的疗愈师而言，都是一本不可或缺的案头书。书中的很多牌阵和方法是当年杨老师带领我们这群 OH 卡小白上课时的内容，书里把老师教的技巧心法进行整理，毫无保留予以分享。这不论是对于走在自我探索道路上的人，还是专门从事身心疗愈工作的咨询师，不可不说是个很大的助力。

在上了杨老师的 OH 卡课后，我最喜欢的就是以 OH 卡作为由始至终带动内心的那根弦。学了 OH 卡后的这两年里，我在做个案时常常用 OH 卡作为引子，让来访者走进自己的内心，OH 卡也一直没有让我失望。被意识困扰的来访者看见 OH 卡时，总是很快能觉知到自己的投射或移情，从而冰山在一次次的探索觉知中显露越来越多，接纳度也随之增长，而我在咨询中所用的绝大部分内容就是此书中的排阵。而今再看此书，犹如一条线把我的思路和情愫串连了起来，让我甚是欢喜。

这本书是一盏明灯，书中的每个个案线索清晰、环环相扣，让人受益匪浅。每一个案例就是一个生命的故事，看这些个案就如回到了课堂上，杨老师用深厚的咨询功底，把我们带进自己的内心，不断地唤醒我们的潜意识，让潜意识慢慢地浮出冰山。老师的温柔和坚定给了我们很大的力量和支持。这本书中的很多个案，好似当年网络课堂现场授课的重现。老师精彩的提问，疗愈过程的缜密和接纳，案主神奇的反馈，让我们知道疗愈总在悄然发生。书中的案例里有你，有我。爱，照见你和我。

这次拿到书，我用书中的排阵重新开启了一次自我探索之旅，对自我的认识、对志业的坚定追求，让我看见了自己的成长，那个麻木游走在安定生活中的灵魂开始勇敢地放下对"好"的执着，接纳自己的一切。在关系投射中我照见自己的阴影，通过卡牌再次让我明白"外面没有别人，只有自己"。潜意识的行为在卡牌面前暴露无遗，无处躲藏。生命关系的存在，生命的生生不息只为让我们找回爱，找到"心家"，而老师系列排阵的设计、介绍，正是在引导、帮助我们带着觉知走上一条通往回家的路。

《OH卡与心灵疗愈》中的"杨力虹老师点评"，给出的是心灵的信息，在这里杨老师不仅是在教授技术，还是在教授我们遵守"道"的真理。我把它们当成上苍的礼物实时观照自己。

生命在爱中流淌，顺着"道"走，是自在家园和杨力虹老师给我最大的感受。

小禾 / 文

三、OH！蛮有趣的心灵探索

我在 2012 年就开始接触 OH 卡了，当时我被它浓墨重彩的画面和有趣的排列吸引。好玩归好玩，对当时的我来说，实际的操作和使用只能是摸石头过河般自己进行探索。

在 2012 年到 2016 年，OH 卡推陈出新，加入了各种新鲜的辅助卡，吸引我的是人像卡。我一直期盼着有书可以写下 OH 卡和人像卡的使用心得和互动个案分享。

念念不忘，必有回响。在今年 4 月我收到了自在家园寄给我的《OH 卡与心灵疗愈》，这本书是杨力虹老师写的，之前在网站上也看到过杨老师"OH 卡体验沙龙"的分享，写得非常棒，解析得非常犀利。OH 卡很像心灵的侦探，引导人们发现自己奇妙的内心世界。

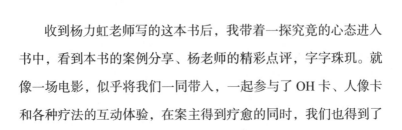

　　收到杨力虹老师写的这本书后，我带着一探究竟的心态进入书中，看到本书的案例分享、杨老师的精彩点评，字字珠玑。就像一场电影，似乎将我们一同带入，一起参与了OH卡、人像卡和各种疗法的互动体验，在案主得到疗愈的同时，我们也得到了老师无私分享的疗愈经历体验和OH卡的使用经验。我看过一些其他老师写的同类书后，发现了这本书的特别之处。

　　它的不同之处在于：不仅告诉你答案及如何使用，而且将案例穿插其中，与我们心灵的疙瘩相扣。有时左右我们情绪的就是心结，杨老师的个案和引导就像神探夏洛克破案一样，总在不经意间点破症结，让人在理解OH卡的互动模式之后不禁感叹，原来可以这么神奇！阅读中，我们自己也自然而然地加深了对OH卡的理解，柳暗花明的感觉正是如此！

　　我们个人面临的很多问题根源都在我们自己身上，我们和他人的关系出了问题，可能是因为我们局限了自己的视野，导致看不清情势。这本书侧重于对"关系"的解读，将OH卡作为投石问路的利器。不同的案例、不同的排列，梳理出复杂但又清晰的全景图，让我们如在镜子前能够看清自己，也能理解事情的真相并非如我们所知的那样，阅读了案例后，我们也能觉察到自我内在的成长。

　　书中自有黄金屋。书中特别对OH卡如何呈现我们和自己的内在孩童及与金钱的关系做了补充，希望在阅读的过程中我们都能找到并发现新的智慧。

阅完此书之后，我真的非常感谢杨力虹老师能将她 OH 卡的实际操作经验与体会写成此书，这不会是一本我只读一遍的书，它将会是一本让我一读再读的书。这本书于我，就像书中所说："千年暗室，一灯即明。"

邹洋 / 文

四、如教科书一般精准，如现场疗愈般动人

收到杨力虹老师的新书《OH 卡与心灵疗愈》，我先是顶着感冒的高热看了一遍，然后在"五一"探亲的间隙又看了两遍。

说真的，它让我非常意外，没想到这本书的风格会是这样的。它客观、清晰地梳理了 OH 卡的缘起、原理和使用技巧，在文字上没有太多雕琢，甚至我觉得力虹老师可能特意压抑了自己文字表达上的才华，她有意用这种格外朴实的方式来呈现，使这本书有一种如同 OH 卡教科书一般的精准与耐看。

我是知道力虹老师的文字才华的，我每隔一阵子就会整理已订阅的微信公众号，清理掉那些不常看的。但杨力虹老师的"自

在家园"属于那种不常点开，却绝对舍不得删掉的。"自在家园"推送的文章我不会在第一时间看，而是会专门选一些特别的时候去静心阅读，比如某个午后天特别蓝，阳光给窗外的杨树林勾勒出很美的轮廓，我会坐在飘窗上，点开"自在家园"的微信公众号，仔仔细细地把没有看过的每篇文章都看一遍。每当被情绪困扰时，或是觉得无法自我清理时，我就去看看"自在家园"的文字，总能得到某些启发，就好像真的去了一趟天目山的自在家园，呼吸到了那里清新的空气，让我恢复了元气。多年在身心灵领域的浸染、探索和实践，让力虹老师的文字里有洞见、有慈悲，大约又因为她曾在报社工作，她的文字格外精准动人，令人觉得她信手拈来的几行字，就能道尽世间无数事，而我们看到这些字的人，总会得到疗愈。

我上过力虹老师的 OH 卡线上课，她的声音被电脑播放器放出来，多少有点失真，却还是有强大的疗愈效果，她带领的课前静心和课程中的冥想体验，每次都给人一种生生不息的感觉。有一次她在北京开沙龙，我专程请假坐火车去参加，结束后又坐夜车回来赶着去上班，我对她说："其实我就是想来抱一抱您。"她大笑。

基于这些前情，一开始看《OH 卡与心灵疗愈》时我略有点不习惯。它的确是一本 OH 卡应用指导手册，却不像力虹老师别的文字那样有更明显的个人风格，但是看着看着，在那些个案的陈述中，顺着一些蛛丝马迹，我又看到了熟悉的那个力虹老师，她睿智、有爱、有力、博大。在每一个个案中，我都会随着每一张卡片去感知，有时候化身为老师，思考一下如果是自己遇到这样的案主会用什么牌阵，有时候又顺着记录老师的提问去问问题。看完之后我明白了这本书为什么是这样的一种呈现方式，它尽可能地还原了课堂或个案咨询的现场，让读者仿佛进行了多次的现场观摩，能够清晰地看到每一个细节，从中既能感受到力虹老师与 OH 卡组合起来后的疗愈力，又能学习到 OH 卡的理念和具体使用方法。

我第一次接触 OH 卡是在力虹老师的微课上，后来我又跟随别的老师进行过 OH 卡学习，并体验过其他导师的 OH 卡沙龙或个案。越是了解 OH 卡，越感激力虹老师，因为她从一开始就传递给我一种非常棒的理念：OH 卡是无为而为的，它通向的是心灵深处，在这个过程中，没有头脑的判断，没有咨询师自身的投射，有的只是通过 OH 卡对来访者进行支持和陪伴。在读《OH 卡与心灵疗愈》时，我仿佛又跟随力虹老师进行了一次深度的课程学习，它再次提醒我：OH 卡是"器"，技巧是"术"，它们背后都连着"道"。

我推荐所有对探索心灵有兴趣的人都看看这本书，没有接触过 OH 卡的人通过它会掌握 OH 卡的基本使用方法，可以用它来进行自我觉察；接触过 OH 卡的人会对它有更深层次的认识，会不断惊喜地发现"原来 OH 卡还可以这么用";即使是对 OH 卡本身不是很有兴趣的，也可以从这本书的个案中获得许多启发，会在某些点上受到触动，用一种全新的角度去反观自己。我在看了这本书后，重新思考了一下我的阅读馆的选址问题。困扰了我三四个月的怎么找房子、出多少租金才承受得起、学员家长不希望搬迁怎么办等一团乱麻般的问题，突然就被理出了一条清晰的线索，循着那条线索，我很快地就解决了这个问题。

感谢 OH 卡，感谢这本书，感谢力虹老师。

鹿角漆 / 文

五、OH 卡，让我看见了妈妈

记得上次和朋友在一起让他用塔罗牌帮我预测一下我在 OH 卡上精进的可能性。预测的结果喜忧参半，好消息是近期将得到前辈的指点，进阶有无限的可能，忧的是我可能在众多的途径中迷失自己。那之后我偶然寻到了杨力虹老师的"心灵明镜 OH 卡系列课程"，课程一共 8 节课，听了一节后我索性把 8 节课全买齐了，端午三天除一日外出买了几个应节气的粽子外，我居然再没有出过门，从早到晚守在老师的课堂里。满满的能量，丰富的课程内容，让我慢慢体会到很早以前就收藏的老师的那本心灵疗愈的书里的精髓，也让我深深地迷上了这位没有见过面，但是对她的声音非常熟悉的神奇女士。

杨老师在 OH 卡的运用上综合了多种方法，这些是难以自己学习的，我遗憾地打听到老师的"OH 卡成都工作坊"刚刚结束，近期并没有相关课程。没想到这样的失落没有持续几天，我就接到了杨老师的助手给我发来的一个沙龙链接，时间是两天后一个周六的下午，地点在大理。我兴奋极了，虽然周五晚上我还需带领 OH 卡成长小组开展课程，十点才能结束，虽然周日一早我就有工作上的安排，但我还是买了去大理的车票，去"遇见"这位听到她的声音就感觉很疗愈的神奇的老师，这会是塔罗牌所指引的那位良师吗？我无比期待真正走近她的时刻。在波波老师家漂亮精致的瑜伽馆里，我终于见到衣袂飘飘的杨老师，她一脸淡定从容。我找了个靠近她的地方坐好，准备以咨询师的视角

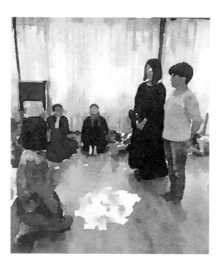

图附录-1

来学习一下老师的 OH 卡技术，但接下来发生的一切彻底改变了我此行的初衷，虽然沙龙的过程简洁、干脆，但现在回想起来依然让人温暖和充满力量。

在前一部分的体验和练习中，我都点到为止，甚至因为人数不"凑巧"而没有参与部分的体验和练习，我帮着照相却也乐此不疲。直到沙龙接近尾声，我才拿起扣在字卡上的图卡跟老师介绍我要探索的是我与母亲的关系。因为在以往的 OH 卡家排中，我惊讶地发现自己将母亲排除在整个家庭之外，所以一直希望再去探索一下我与母亲之间的关系，但好像一直并没有太大进展。说着我就抽到了一张图卡，是一个整齐的卫生间。

杨老师微微笑着，问我什么感觉。我没有多想，也许是想不出来，我回答，可能卡牌的指引是一切都很好，是我自己想多了。杨老师突然抛出一个问题："你承认你是妈妈生的吗？"我突然就卡住了，一种莫名的情绪涌上来，眼泪一下就掉下来，过了好久，我才听到自己说："我不知道。"带着一些委屈、一

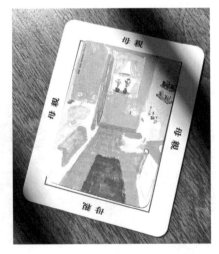

图附录-2

些不确定和一些不情愿。老师再次引导我去看刚刚的图卡，温和地问我，现在卡牌里有人吗？我看到了自己、妈妈和舅舅……虽然我已经在卡牌的学习上走了一段旅程，在心理咨询的学习上刻苦努力，但在跟杨老师遇见的一刹那，我才终于看见一缕微光照进自己的心房，那些孩童时代不能承认的委屈终于松动。是的，亲爱的妈妈，你总是那么忙碌，我常常被冷落，我很委屈，只是我的理智告诉我，我要理解你，但我的心却从来没有。亲爱的妈妈，你有你的命运和人生，哪怕我成为一个心理咨询师也不能去拯救你，我就是一个孩子，只是一个孩子，我只能去做好一个孩子……沙龙结束后，我再次踏上归途，继续我接下来的人生，但这已是一条被杨老师温暖过的路，这是一条回家的路，感恩！

　　杨力虹老师给我的评语如下：这张小小的 OH 卡，一般人只会看见卫生间，而案主可以看见母亲、舅舅、自己三人都在里面，他们目光并无交集，也没有联结。疗愈和解后，她看见母亲到了另外的房间，而自己可以朝向一条属于自己未来的路移动。你看见的，是你相信并选择的。你我遇见，我能做的一件事就是把你从故事里叫醒。醒来，在真相里活着，方能自由、自在、不费力。祝福你！

刺猬 / 文